從此不打呼

曾鴻鉦 著

免開刀、免呼吸器 自療秘笈大公開

耳鼻喉科醫師親傳，

從根本原因來處理，
只要不再打呼，就不用治療了

　　一對年輕夫妻帶著小孩開了兩個多鐘頭的車前來看診，男生坐上診療椅低聲說：「我來看打呼！」我轉頭問他太太：「他打呼會很吵嗎？」（因為睡覺打鼾最大的受害者就是枕邊人，打鼾者反而沒什麼感覺，所以若夫妻同時前來看診，我通常都會先問另一半的感覺）這句話馬上觸動他太太長期的委屈，瞬間爆發的說：「他打呼的聲音非常誇張，不但吵得我睡不著，都快崩潰了，連小孩都經常被他的打呼聲嚇哭。」男：「我都已經被你趕到隔壁房間睡覺了，妳還不滿意？」女：「你即使到隔壁房間睡覺，打呼聲還是很大，晚上還是被你吵到睡不著！」

　　的確，從多年看診經驗可以觀察到，如雷鼾聲經常是甜蜜婚姻生活的一大殺手，也是從雙人枕頭到被趕出房門最常見的原因。而且，睡覺打呼從以往老年人的專利演變至今，很多年輕人也開始加入這個行列，不但很多胖子睡覺打呼，身材適

中或瘦子打呼的也不少。為什麼睡覺時會發出如雷鼾聲？為什麼人在清醒時不會打呼？該怎麼治療甚至預防睡覺打呼呢？相信這些問題是絕大部分苦於睡覺打呼者最關心的問題！睡覺打呼真的是如現代醫學所說的口咽部結構異常需要手術治療嗎？如果真的是結構異常，手術後不是應該一勞永逸嗎？為什麼手術後長期的復發率又很高呢？或者我真的必須一輩子使用感覺不太舒服的止鼾牙套或者陽壓呼吸器呢？

目前全世界關於治療睡覺打呼的方法，不論是專業醫師的治療或是相關的器材，琳瑯滿目讓人不知如何取捨，很多人嘗試了很多種方式都無法獲得滿意的結果，真正的問題在於不了解問題的核心關鍵，因此只能亂槍打鳥式的碰運氣。有別於大多數專業醫師都從舒緩症狀的被動式醫療來治療打呼，我是極少數從基礎醫學、呼吸生理的觀點來直搗問題核心關鍵的耳鼻喉科醫師，經過多年深入研究，除了涉獵全球很多睡覺打鼾相關的醫學研究報告外，更實際從菩提格（Buteyko）醫師放鬆減量呼吸的觀點。以及融合現代耳鼻喉科、牙科、精神科等呼吸生理的觀點，來深入探究睡覺打鼾的真正關鍵，赫然發現：張口呼吸導致舌頭位置錯誤及舌頭肌力衰退，才是造成睡覺打鼾的真正關鍵。目前全世界治療嚴重打鼾／睡眠呼吸中止

長期療效最佳的舌下神經刺激術（價格昂貴、台灣尚未引進）也證實舌頭在睡覺打鼾／睡眠呼吸中止扮演關鍵角色（請參閱本書第 4 章第 2 節）。

　　當您能切中問題的核心，掌握到關鍵的秘笈，面對琳琅滿目的治療方法及器材時，您就能很篤定的選擇您真正需要且能安全、有效解決問題的方法了。對於有睡覺打鼾／睡眠呼吸中止困擾的朋友，在您選擇任何一種治療方式之前，我強烈建議您先仔細閱讀並實際練習我的止鼾秘笈（只需不到陽壓呼吸器 1% 的價錢，而且沒有任何副作用）。最後感謝兩位資深醫師（耳鼻喉科李永福醫師及牙科黃榮欣醫師）的現身說法推薦撰文。

我的鼾聲消失中……

李永福 醫師

　　我是開業 28 年的耳鼻喉科專科醫師，有持續在運動，身材也算標準。發現有打鼾的困擾，大約是在 14 年前：那時候孩子還小，跟我們夫妻睡在同一張大床上。有一天醒來，兒子向我抱怨說：「爸爸你晚上睡覺很吵，我都睡不著，我不要再和你一起睡了。」聽到時，覺得不可置信，我睡覺怎麼可能會吵？但是，看孩子睡眠不足的模樣，心想，若不能「親子共眠」，那豈不太可惜。

　　在兒子的「抗議」中，我開始留意，驚覺自己的睡眠品質不好，常常會在半夜咳醒，而口乾舌燥的情形，且有一段時間了。於是，在一番折騰探究的搜尋過程中，我發現自己口咽構造中，俗稱小舌頭的懸壅垂比較長，所以，躺下來睡覺時，有可能堵塞到部分呼吸道，造成打鼾，甚至睡眠呼吸中止症。當時的我認為，「禍首」是比較長的小舌頭。只要切除或縮小，應該就能解決這惱人的鼾聲！於是，就到中部某醫學中心

做了口咽部軟組織的雷射切除手術。醫師非常細心的幫我把多餘的軟組織，包括小舌頭，也縮小了一大半。只是雷射過後，傷口非常的疼痛，大約 10 天左右，我吞嚥困難，只能喝冰涼流質的食物；晚上睡覺的時候，不自覺吞口水也會痛，這種有苦說不出的疼，只希望能「值得」。術後打鼾的程度，據說是有降低了一半，不過沒有超過半年，兒子又抗議了，可見，這個痛是白挨了。

接下來，我去做了睡眠檢查，確定自己是嚴重的阻塞型睡眠呼吸中止症。於是，只好乖乖的遵照當代醫學的建議，開始配戴「睡眠機」。我父親也有嚴重的睡眠呼吸中止症，他在戴睡眠機之後，睡眠品質改善，血壓變得比較容易控制。因此對於有此困擾的患者，我都鼓勵他們排除萬難接受配戴睡眠機，因為沒有手術，沒有破壞，也沒有疼痛。雖然睡眠機要花錢，戴睡眠機會有氣流的聲音，也會因為面罩不好而干擾睡眠；還有，出國旅行，在外過夜，都還要帶著機器出門，確實很不方便。不過，在權衡利弊之下，我還是鼓勵患者排除萬難配戴睡眠機。從民國 96 年，到 108 年，我總共用了三台睡眠機，價錢分別從 30,000 到 60,000 元，另外還有消耗品的支出：面罩、橡皮管和頭帶等。過去 12 年來，我認為睡眠機，對我

的健康有幫助，儘管有些不方便，但是值得的。直到去年，認識「止鼾課程」，才完全顛覆了我的思維，不再推薦睡眠機。

曾醫師是個非常認真學習新知的前輩，除了專精於本業，又積極開創對患者有實質幫助的器材，如助聽器、洗鼻器和耳道沖洗機等，又從加拿大學會了止鼾課程和減量呼吸訓練的教學。我非常幸運地在去年有緣親身參加了止鼾課程，現在也正繼續在練習自然適量呼吸。

剛開始上過止鼾課程之後，每天晚上，我都會花 10 分鐘左右練習止鼾運動，讓口腔周圍、舌頭和舌根的肌肉，都訓練得比較強壯。我現在晚上睡覺，只需要貼上特殊的睡眠膠布，絕大部分的睡眠都還蠻不錯的，一覺到天亮的比例大幅上升。更重要的是，出外過夜，出國旅行，再也不用帶睡眠機了，不再有機器的聲音干擾枕邊人，我真是幸運，能夠認識曾醫師，接受蕭老師的呼吸訓練指導，讓自己在健康的路上，向前邁進一大步。我以我個人親身的體驗誠摯地向您推薦止鼾課程，鼓勵您一起參加適量呼吸的訓練，一同邁向更健康的生活。

（本文作者為永福診所院長、耳鼻喉科專科醫師）

看似簡單，但威力無窮

黃榮欣 醫師

在向曾醫師學習菩提格呼吸法之前，我很少有香甜的睡眠，午睡或早晨醒來經常口乾舌燥，甚至頭痛到要吃止痛藥，還常常覺得自己有什麼重大心肺問題而不敢做太有強度的運動。我是在楊定一博士的演講中第一次聽到菩提格醫師的名字，之後就只能在網路上尋找一些不是很完整的知識，當知道台灣有教授菩提格呼吸的老師時，真的非常歡喜，這可以說是改變了我的命運。

10 年前睡眠專家蔡志孟教授告訴我睡眠麻痺症的原因是睡眠呼吸中止！因為睡眠麻痺症正是我從小就有的惡夢，而睡眠呼吸中止是嚴重打鼾造成的。於是治療打鼾就成為我的努力目標，身為牙醫師，我幫自己做了止鼾牙套，剛開始覺得有些效果，兩星期後停止使用，因為我平常就會夜間磨牙（顳顎關節障礙的緣故），止鼾牙套把下顎往前拉幾 mm，其實這是一個不自然的姿勢，沒法在睡覺時放鬆肌肉，導致醒來時肌肉痠

痛。至於陽壓呼吸器，我自己沒用過，但是我有位患者用了三年後放棄，因為他覺得每天像在加護病房，所以不用了！

李鳳山師父的名言「要學任何功法，最重要的是要找到明師」，什麼是明師呢？就是一個對功法明明白白的老師。很幸運地我遇到了治療打鼾、睡眠呼吸中止症的明師。曾醫師的書就像他上課一樣精采，從基礎的解剖、生理來破解打鼾的真正原因，然後教你方法，找到真正的病因才能真正的治好疾病。

曾醫師分析了打鼾的原因，剛開始你會觀察到張口呼吸，而且是猛力地呼吸後有如雷鼾聲，於是耳鼻喉科的專家把懸雍垂、軟顎及扁桃腺這三個跟著呼吸共振的軟組織切除，經過一兩年如雷鼾聲又回來了！

我們牙醫師看診時天天看到的舌頭成為了主角，於是我們認為把舌頭往前也許可以增加口咽管徑而治療打鼾，但我們忘了：張嘴呼吸及快速呼吸才是打鼾的主因！

曾醫師教我們如何簡單的閉上嘴巴輕柔地呼吸，從最根

本的原因去治療打鼾，至於舌頭肌力的增加，曾醫師也發展了一套有效而簡單的方法！最有意思的，就是書中還有減少口咽部脂肪的不痛苦減重法！

現在的我已不會午睡或早晨睡醒頭痛了，太太說我如雷的鼾聲也沒了。曾醫師曾說，不要小看自然放鬆呼吸法好像很簡單，就像李鳳山師父的平甩功一樣簡單但威力無窮，最後以一則《讀者文摘》的笑話結束：「有一位先生長年以來為自己的頭痛、頭昏眼花、耳鳴困擾不已，而且高血壓也控制不好，任何名醫他都看了，任何檢查也都做了，卻找不到原因，他只能天天吃藥控制。有一次公司派他到另一個城市出差，到達之後才發現沒帶襯衫來，於是在街上找到一家西服店，告訴女店員要買頸部尺寸 15 號的襯衫，但是這位店員搖搖頭告訴他說，你要買 15.5 號的，這位先生聽了很不以為然，堅持要買 15 號，因為他這輩子只穿這尺寸，女店員搖搖頭生氣地跟他說：『先生！如果你穿了 15 號的襯衫會頭痛、血壓高、頭昏眼花、耳鳴可不要怪我。』」

（本文作者為國華牙醫診所院長、資深牙科醫師）

目錄

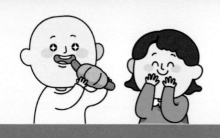

第 1 章

探索根治打鼾的
無痛良方

您還因為睡覺打鼾被趕出房間?

跟著曾醫師一起探索這個無痛良方,費用不到陽壓呼吸器1%,且每天只要短短10分鐘,調整您的呼吸習慣即可,免開刀、免牙套、免呼吸器,更無副作用,教您從根本原因來處理,一旦您不再打呼,就不用去治療了。

我的研發歷程

　　如果在 2010 年前，有患者或親朋好友問我打鼾／睡眠呼吸中止該怎麼辦？我的建議與一般的醫師沒什麼不同，先去做個睡眠檢查，再考慮開刀、睡覺時戴止鼾牙套或者使用陽壓呼吸器，因為這些是現代主流醫學對於打鼾／睡眠呼吸中止的標準處置過程與作法。

　　但是現在我會建議您，在接受這些現代醫學的標準治療之前，不妨先花一個鐘頭的時間，練習閉上嘴巴、動動舌頭（請仔細閱讀並練習本書第 4 章第 5 節〈閉上嘴巴〉、第 6 節〈止鼾運動〉），同時在晚上睡覺前先花 10 分鐘的時間做五次完整的止鼾運動，然後按照本書第 4 章第 5 節所教導的方法閉上嘴巴睡覺，立即就能驗證本書對您是否確有助益！

　　對於大部分感受到睡覺打鼾有改善的讀者，建議好好花時間仔細閱讀我從基礎醫學角度來闡釋睡覺打鼾的理論，並練習我所教授的四步止鼾。

　　這是一套自然療癒的方法，不但沒有開刀可能引起的副

作用，也沒有像睡覺戴止鼾牙套或陽壓呼吸器帶來的不便與不適，它甚至能進一步調整您整體的身體健康，包括腸胃、牙齒、呼吸系統、顳顎關節，甚至吞嚥功能等。

我的初體驗：
半夜口乾舌燥、夜尿竟然與打鼾有密切關係！

接下來，先為大家敘說一段我自己親身經歷的小故事，為什麼這幾年的時間讓我的觀念有這麼重大的轉變，不僅僅我自身受惠，進一步的研究推廣之後，也讓身邊不少人感受到好處，現在更寄望藉由本書出版嘉惠更多的人。

我在 2007 年移居加拿大溫哥華，當時剛好年過半百。在這個號稱最適宜人類居住的人間仙境居住一段時間後，卻發現晚上睡覺時，經常口乾舌燥，甚至半夜都曾經因為喉嚨乾痛而醒過來。我當時的解讀是因為加拿大位處寒帶，家裡都有暖氣系統，可能因此導致室內空氣乾燥，所以我在晚上睡覺時，都會在床邊放一杯水，當半夜醒來或者早上起床口乾舌燥時，可以立刻喝點水、潤潤喉。

這段時間在睡覺時又發生另一件事情，打斷了原本一覺到天亮的睡眠，那就是半夜經常會因為有尿意，而不得不起床上廁所。上完廁所，雖然感覺有些口乾舌燥，但是依然不敢大

口喝水，唯恐剛躺下去沒多久又得起來上廁所。當半夜開始起來上廁所成為常態時，我自己的解讀是男人年過半百，多少都有攝護腺肥大的問題，而夜尿症不正是攝護腺肥大常見的症狀嗎？如果要做進一步的檢查，應該是先找泌尿外科醫師檢查看看攝護腺是否有肥大的現象，再看看是否需要先服用藥物控制或者直接開刀來緩解這個夜尿的現象吧。

其實這段期間，我太太也曾提醒我，說我晚上睡覺會打呼，但是由於聲音並不大聲，所以我也不以為意，也沒想過這三件事情會有任何的關聯。直到我在加拿大學習並接受菩提格醫師放鬆減量呼吸訓練後，情況才改觀。

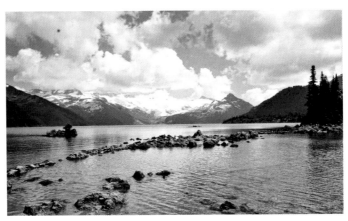

加拿大溫哥華最著名的高山湖 Garibaldi Lake，湖的對面是終年積雪的冰原。

菩提格醫師放鬆減量呼吸訓練的第一步就是閉上嘴巴，經鼻腔呼吸，即使晚上睡覺時也一樣。當我晚上睡覺時用閉嘴膠布將嘴巴閉上睡覺後，很奇妙的事情發生了，我晚上竟然可以重新一覺到天亮，半夜不再必須起來上廁所，喉嚨也不會因為口乾舌燥而疼痛，晚上睡覺時也不會打呼了。至此真相大白，三件原本看似不相干的問題，結果竟是有密切關聯，同樣是肇因於「睡覺時張嘴呼吸」，而且只要將嘴巴閉上，經鼻腔呼吸，這些問題竟然這麼簡單就解決了。

　　所以我的研究歷程，剛開始是起因於我個人的親身體驗以及反覆測試後，對於睡覺時張開嘴巴呼吸與閉上嘴巴經鼻腔呼吸對於打鼾的影響有著深刻的體會，讓我從初始的懷疑到最後的接受。當我接受這個事實後，我的專業背景讓我進一步的開始重新審視現代主流醫學的處理方式，而當我從另一個觀點，也就是從基礎醫學的角度來思考打鼾／睡眠呼吸中止發生的原因時，更證實了「睡覺時閉上嘴巴呼吸能改善打鼾」是有理論根據的，那就是張開嘴巴呼吸會改變口咽部與舌頭結構間的相對位置，也會減弱口咽及舌頭的肌肉功能，我更跳脫單純耳鼻喉科醫師的觀點，從牙科及口腔顏面肌肉功能的角度進一步探討口腔及舌頭的肌肉功能，最後才研發出一套簡單易學卻功效很強的「止鼾運動」。

實際臨床驗證與觀察

我研究出來的這一套止鼾理論與止鼾運動是否真的有效呢？在我的研發歷程中，有一位長期在溫哥華一起爬山的老朋友給我很大的協助，他是一位年近 60 歲的男性，有著深厚的氣功底子（我們在攝氏零下 6 ～ 7℃的高山上，他是唯一不用戴保暖手套的人，而且他的雙手比戴手套的我們還要溫熱），卻長期有睡覺打鼾的問題。我們有時會到外地爬山，此時就有機會同住在一間小木屋內，他讓我第一次體會到什麼叫作如雷鼾聲。當他睡覺時一躺下去，不到一分鐘立刻鼾聲大作，而且是整晚鼾聲不絕於耳，剛開始我真的是整夜無眠，也正好仔細體驗一下為什麼很多人會受不了枕邊人的鼾聲。

當我個人學習、領悟到睡覺時閉上嘴巴可以改善打鼾後，我們再次因為爬山住在同一間房間時，我於是教他在睡覺時貼上閉嘴膠布強迫閉上嘴巴經鼻腔呼吸，很奇妙的事情發生了，原本他一躺下去不到一分鐘的如雷鼾聲不再發生，一直到將近一個鐘頭左右才聽到睡覺鼾聲，而且鼾聲的音量明顯降低很多，一整晚打鼾的次數也減少，我估計當天晚上他睡覺打鼾的情況至少改善五到六成。當我完成研發止鼾運動後，我們又再一次外出爬山時，雖然當天爬山走了約 12 小時，

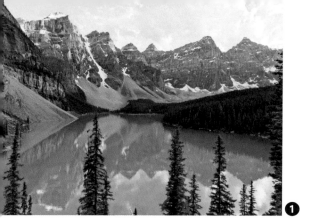

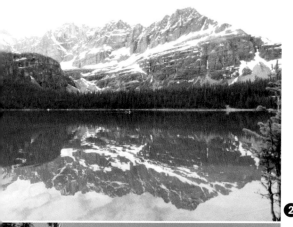

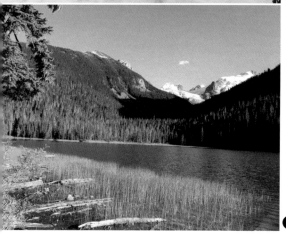

但是晚上睡覺前我教他連續做了六次的止鼾運動，再貼上閉嘴膠布睡覺。結果讓同團的夥伴紛紛訝異，當天晚上他竟然寂靜無聲，完全聽不到鼾聲。這個貼身近距離的觀察，也讓我對自己的止鼾理論很有信心，證明我的理論不是單純的理論而已，是真正能夠幫助很多睡覺時有打鼾困擾的

❶ 舉世聞名的加拿大露易絲湖附近的 Moraine Lake，絕美景色讓它曾登上加拿大紙幣，令人驚豔的湖水全來自周遭的冰原。

❷ 遺世獨立，被譽為洛磯山脈最美麗的高山湖 Lake O'Hara。

❸ 被譽為大溫哥華地區最美麗湖泊的 Joffre Lake，令人驚豔的湖水全來自周遭的冰原。

人，輕鬆而且沒有副作用的解決他們的困擾。

我從 2014 年開始在台中的診所開班授課，2015 年開始在台北開課，一方面也是要驗證一下我的理論，到底只是一個空泛的理論，或是真有實際效果。

令我感到欣慰的是，大部分上過課的學員對於課程的評價都很好，也都反應的確能改善打鼾／睡眠呼吸中止，甚至有不少學員表示，上課當天晚上立刻就感受到明顯的進步。而且不論是單純的打鼾，或是重度的睡眠呼吸中止都同樣能獲得明顯改善，這就證明我的基本觀念與想法是正確的，並不是一個虛幻的理論而已。

有一位學員用簡單的一句話，說出上課後的感想：「我老婆很滿意。」的確，打鼾最大的受害者其實就是枕邊人，枕邊人滿意，就代表這個方式的確有它的功效。

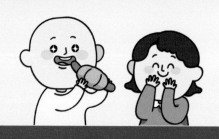

第 2 章

了解打鼾／睡眠呼吸中止
的風險

在我從呼吸生理及解剖的基礎醫學角度重新審視打鼾之前，如果有人對我說，打鼾是因為平常張開嘴巴呼吸，坦白說我也不會相信原因竟然那麼簡單。但是經過我深入研究，加上臨床上很多患者在閉上嘴巴睡覺後確實獲得改善，而且有專業研究報告佐證，以及近年的舌下神經刺激術的卓越長期療效報告，才讓我確信這個理論是正確的。

認識打鼾／睡眠呼吸中止

　　打鼾是一種很常見的症狀，尤其在老年人更是常見。傳統上很多人都認為打鼾不是什麼大問題，但是在最近二、三十年，隨著睡眠醫學的發展，發現很多打鼾的人，有著一種更嚴重、對身體健康有明顯威脅的問題，那就是睡眠呼吸中止症，同時也發展出很多治療打鼾／睡眠呼吸中止的方法，才讓一般人開始慢慢重視打鼾／睡眠呼吸中止的問題。

　　現代醫學認為睡覺打鼾是起因於上呼吸道管腔狹窄，引發快速用力呼吸，而導致口咽部的軟組織（主要是懸壅垂及舌根）快速震動所發出的聲響。絕大部分睡覺時發出如雷鼾聲者，都是張開嘴巴呼吸，這也是大家對於睡覺打鼾很普遍的印象，只要您搜尋與睡覺打鼾相關的圖片，都會看到打鼾者張開嘴巴，發出鼾聲。

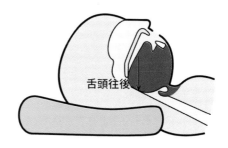

睡眠呼吸中止，口咽部狹窄堵塞

睡眠呼吸中止則是當睡覺時，因為呼吸道塌陷、堵塞得相當嚴重，以致於空氣完全無法進出，而呈現呼吸中止的狀態，因為這個呼吸中止是發生在睡覺的時候，所以稱作睡眠呼吸中止。絕大部分的睡眠呼吸中止發生之前都會出現打鼾，因此睡眠呼吸中止也可說是比較嚴重的打鼾族群。

KNOW IT ! 知識補給站

睡眠呼吸中止可分為阻塞型睡眠呼吸中止及中樞型睡眠呼吸中止，絕大部分的睡眠呼吸中止屬於阻塞型睡眠呼吸中止，少部分為中樞型睡眠呼吸中止，中樞型睡眠呼吸中止與打鼾的關聯性較少。本書所稱的睡眠呼吸中止，若未特別標示，均指阻塞型睡眠呼吸中止。

臨床觀察發現有兩大現象

絕大部分鼾聲如雷及睡眠呼吸中止的人睡覺時，都可以觀察到下述兩個現象：

❶ **張開嘴巴呼吸**：如果枕邊人陪同打鼾患者一起來就診，

我經常都會問他的枕邊人，打鼾者晚上睡覺時，嘴巴是張開或是閉起來？答案幾乎都是嘴巴張開睡覺。有些枕邊人還會說，她曾嘗試用手將老公的嘴巴閉起來，此時鼾聲會減小甚至消失，但是手一放開，嘴巴又張開打鼾。

❷ **呼吸很用力**：用力呼吸可說是鼾聲如雷的先決條件，如果呼吸很輕柔緩慢，很難發出如雷鼾聲。這就好像吹哨子一樣，如果要發出響亮的哨音，大家都知道要很快速用力的吹氣。睡覺打呼也是一樣，當發出如雷鼾聲時，您仔細觀察就會發現打鼾者是很用力快速的在呼吸。

另一個很有趣的現象，根據我在止鼾課程，以及平常門診對於鼾聲如雷者所作的隨機調查，發生率至少七成以上，那就是很多睡覺發出如雷鼾聲者，經常躺下去睡覺不到三分鐘，立刻發出如雷鼾聲。這就是為什麼很多打鼾者都不認為自己的睡眠品質不好，因為他們常說：「我很好入睡，一躺下去，不到三分鐘就睡著了。」但是對於枕邊人而言，可就慘了，因為枕邊人尚未睡著，就聽到身旁鼾聲大作，而難以入眠。這也是為什麼很多打鼾者最後會被迫與另一半分房、分床睡覺的原因，因為另一半長期處於失眠的情形，進而影響其身心健康，同時也進一步影響到夫妻的感情。

常見的臨床症狀

打鼾／睡眠呼吸中止常見的臨床症狀有下列這些：

❶ **擾人清夢的鼾聲**：打鼾的人，通常都不知道自己睡覺會打鼾，也不知道鼾聲是否很大聲，甚至已經干擾到別人的睡眠，通常都是枕邊人先發現或是同一房間一起睡覺的人抱怨後，才知道自己會打鼾。

打鼾者通常不會感受到鼾聲的困擾，因為鼾聲都是發生在打鼾者睡著後，所以很多打鼾者的枕邊人剛開始在抱怨時，打鼾者通常都會否認，因為他們自己根本就沒聽到鼾聲或感受到鼾聲帶來的困擾。很多打鼾者都是在另一半持續抱怨，甚至要求分房睡覺時，才會開始正視這個問題。

有些人則是因為與同事、朋友住在同一間旅館，或者學生住在同一間宿舍，被同事、朋友、同學等抱怨，才知道並正視睡覺打鼾的問題。所以在睡覺時因為如雷鼾聲干擾到另一半、家人、朋友等而前來求診，是打鼾者尋求醫療專業協助最常見的原因。

❷ **暫時停止呼吸**：有些枕邊人會注意到，當鼾聲停止時，打鼾者雖然沒有發出如雷鼾聲，而且胸部、腹部似乎仍然在用力作呼吸的動作，用手一摸打鼾者的口鼻，卻嚇了一大跳，怎

麼沒有呼吸了？而且停止呼吸的時間有時竟然長達一分鐘之久，才看到他重新恢復呼吸，但此時鼾聲又起。這個在睡眠時突然暫時停止呼吸的情形讓很多打鼾者的另一半緊張不已，深怕打鼾者會突然猝死，而要求打鼾者盡快尋求醫療協助。

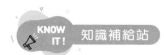

知識補給站

半夜睡覺時，突然發現另一半停止呼吸時，怎麼去分辨這次的停止呼吸，是因為睡眠呼吸中止所引起的暫停呼吸或者真的是致命的停止呼吸呢？（請參閱第 3 章第 4 節的詳細說明）

❸ **半夜醒來或早晨起床時，感覺口乾舌燥甚至喉嚨痛：** 在平日的門診，碰到患者主訴早上起床就感覺喉嚨痛，吃完早餐後感覺好些，到中午就比較不痛的話，很可能睡覺時也會有打呼的問題，因為這兩種症狀都是起因於晚上睡覺時張開嘴巴來呼吸。要預防這種半夜或清晨的喉嚨乾痛，最好的方法就是閉上嘴巴經鼻腔呼吸。您也可以在睡覺時試用「Sanvic 舒眠膠布」（詳細資料請參閱第 4 章第 5 節），第二天早上立刻揭曉謎題，如果是因為張嘴呼吸導致口乾舌燥，使用閉嘴膠布，這

個口乾舌燥的症狀立即獲得改善。

❹ **半夜起床上廁所**：對於一位中、老年男性出現半夜要起床上廁所的現象時，您會想到是什麼原因呢？相信很多人的直接反應就是攝護腺肥大，建議去看看泌尿外科醫師作進一步的檢查與治療。其實半夜起床上廁所與睡眠品質有很大的關聯，這也說明為何女性沒有攝護腺的構造，但是很多年長女性半夜也會起床上廁所。

因為睡覺打鼾前來求診的患者，我也注意到很多年輕男性晚上睡覺時也有夜尿的現象，這些 30 歲左右的年輕男性理論上應該也還沒有攝護腺肥大的問題，為什麼也會有夜尿的困擾呢？我們人體的尿液是血液在腎臟過濾轉化而成，目前的醫學研究發現，當睡眠品質不好時，尿液在腎臟的生成速度會增加，也因此睡覺打鼾或睡眠呼吸中止者容易發生夜尿的情形，而當睡眠品質改善後，夜尿也會隨之改善。

❺ **早晨起床後感覺頭痛、頭暈**：有一位中年男性，在參加我的止鼾課程大約兩個月後，跟我分享他的心得時，很興奮地感謝我說，他除了晚上睡覺不再打呼外，還有一個意外收穫，那就是困擾他多年的頭痛竟然不藥而癒。

他原本每天早上起床後都會感覺頭痛，看過很多醫師都查不出原因，只能靠止痛藥來緩解，上完止鼾課後，每天按照

我所教的方法練習，持續兩個月後早上起床都沒再感覺頭痛，也不需要吃止痛藥。的確，因為打鼾或者睡眠呼吸中止造成睡眠品質不佳，有些人在早上剛起床時會感覺頭痛或者頭暈，如果睡覺打鼾改善，晨起的頭痛就會跟著改善。

❻ **白天精神不濟、頭暈、容易打瞌睡**：如果您坐著看書報雜誌或者開車時，容易有打瞌睡的現象，一定要先注意睡眠的問題，如果睡眠的時間足夠 7 到 8 小時，那就更要注意是否有嚴重打鼾、睡眠呼吸中止的問題。睡眠時有睡眠呼吸中止的現象時，很難進入深層的睡眠而嚴重影響睡眠品質，因此即使睡眠時間足夠，白天仍然容易有打瞌睡的現象。如果在開車或者操作精密儀器時打瞌睡，即使時間很短都可能發生意外，導致嚴重車禍或者手指被機器截斷等事故，難怪有研究指出，睡眠呼吸中止的人開車比酒駕更危險。

❼ **中風**：根據研究統計，嚴重打鼾／睡眠呼吸中止者發生中風或心肌梗塞的機率是常人的 3 到 5 倍。我們如果從呼吸生理的角度來看，因為晚上睡覺時張大嘴巴呼吸，再加上晚上頻頻起床夜尿，兩者相加一個晚上可能會較正常人多消耗掉 600cc 到 1000cc 的水分，這些水分是從哪兒來的呢？

完全是從您的血液來的，因此血液會變得很濃稠，大家都很清楚，濃稠的血液正是發生中風、心肌梗塞最重要的因

素。這也是為什麼醫療衛生單位一再呼籲大家早上起床後要趕快先喝一大杯的開水來緩解血液的濃稠度，以預防中風的發生，官方的說法是因為睡覺時長時間沒喝水導致血液變濃稠，其實真正的原因是張嘴呼吸及夜尿導致的水分消耗太多，如果睡覺時不會打鼾／睡眠呼吸中止，水分消耗很少，早上清醒時血液其實是不會很濃稠的。

普遍性的求診動機

　　很多打鼾的人通常都不認為自己睡覺會打鼾，因為自己根本就沒聽到、沒感覺，而是同床共枕的人再三抱怨後，才知道自己晚上睡覺會打鼾，甚至影響到別人的睡眠。

　　現在很多年輕人因為打鼾求診，常常都是因為配偶強力要求，甚至因此分床睡覺，影響到婚姻的甜蜜關係，才前來求診，看看是否能改善睡覺打鼾。同時在睡眠相關醫療人員大力推廣下，也讓很多人了解原來白天時常打瞌睡、精神不濟，不是單純因為睡眠時間不夠，而是因為睡覺時呼吸道阻塞，影響到睡眠品質的關係，而且這些是可以改善的，而不再像以往認為人老了打鼾是自然現象，無法改變。如果不積極改善，萬一在開車時，突然打個小盹，發生不可挽救的車禍意外，那就遺憾終生了。

患者前來求診
常見的原因

- 因為我睡覺打鼾，嚴重影響到我太太的睡眠，導致她必須長期吃安眠藥才能入睡，情緒與精神狀況不好，有輕微的憂鬱症，她要我到醫院檢查，結果發現我有重度的睡眠呼吸中止。

- 我老婆（或是女朋友）受不了我睡覺鼾聲太大，要我到別的房間睡覺，不能跟她一起睡。

- 出差時與同事一起睡在旅館同一個房間，第二天早上同事的臉色很難看，抱怨昨天一整晚都被我的鼾聲吵得睡不著。

- 去戶外露營時，第二天早上，隔壁帳篷的人就來抱怨，怎麼睡覺打鼾那麼大聲，害得他們都睡不著，我只好提前離開。

- 有一位大學生前來上課希望能改善打鼾，因為他住在學校宿舍，如雷鼾聲讓室友難以入眠而抱怨不已，紛紛要求更換宿舍，讓他覺得很難堪。

- 因為開車時經常打瞌睡，讓我膽戰心驚，到醫院檢查發現有睡眠呼吸中止症。

- 因為睡眠品質不好，工作時常精神恍惚，有次在操作機器時，手指被割傷，差點斷掉才去醫院檢查，發現有睡眠呼吸中止症。

為什麼打鼾人口越來越多，
年齡層越來越年輕？

在 1000 年前，說到晚上睡覺會打呼，大家都會立刻聯想到是老人家，很少有人會提到年輕人睡覺打呼。

但是今天如果您仔細觀察或詢問周邊的親朋好友，您會發現，睡覺會打呼的人竟然非常普遍，而且很多年輕人睡覺竟然也會打呼。我從 2014 年開始開設止鼾課程來協助睡覺打鼾者快速擺脫睡覺打鼾的困擾，來上課的打鼾患者不乏年輕人，曾經有一位年約 20 出頭的大學生，他因為睡覺時鼾聲太大聲，嚴重影響室友，室友跟學校抗議，要求更換房間而使得心理備受打擊。甚至有高三剛畢業的學生，因為準備離開家裡外宿學校宿舍而提前來尋求改善打鼾。為什麼現在打鼾的族群越來越多，而且年齡層也越來越年輕呢？

我們從打鼾者睡覺時最常見的兩個現象：張開嘴巴呼吸

及快速用力呼吸就可以得到真正的答案，那就是因為生活習慣的改變，現代人張開嘴巴大口呼吸的情形越來越普遍，越來越多的小孩也從小就張開嘴巴、大口呼吸。

這就是現代打鼾人口越來越多，而且睡覺打呼的年齡層越來越年輕的真正原因。我所謂張開嘴巴呼吸，並不是說嘴巴要張開很大，而是只要上、下嘴唇沒有靠緊貼合就算，即使上、下嘴唇只有分開不到半公分的距離也算。每當我在門診或是止鼾課程上對打鼾患者說，現代人張開嘴巴呼吸是導致越來越多人睡覺會打呼，而且睡覺打鼾的年齡層越來越低時，大部分人都覺得不可思議，打鼾的原因竟然那麼簡單，不是因為口咽部的結構異常嗎？其實這是因為當您嘴巴張開時，口腔內舌頭的位置就會自然發生改變，口咽部的管腔也會自動改變，這是人體自然的生理、解剖構造的改變，這完全是功能性的改變，而不是結構的異常改變。

這就是為什麼我的止鼾四步中，第一步就是閉上嘴巴，如果第一步沒有做到，那麼止鼾第二步的功效也無法發揮。

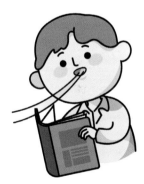

不自覺張嘴呼吸

唸書朗讀、與人交談、發表演說、吃飯時邊聊天，都讓我們在無意識間養成了不自覺張開嘴巴呼吸的習慣。

懷疑而不去了解，就沒有機會變好

「什麼！引起打鼾的原因是因為張開嘴巴呼吸！」每當我向打鼾者說明打鼾發生的原因時，很多人都不可置信，打鼾的原因竟然那麼簡單。

很多人也質疑的說，「我平常嘴巴都是閉著呀。」「我到醫學中心檢查，醫師說我的懸壅垂太長，或者說是因為我的舌頭太大等結構上的問題。」當患者因為某種問題找醫師看診時，心中都期望醫師能幫他找出身體哪個部位出問題，然後醫師能幫他解決這個問題，不論是靠藥物、手術或使用某些醫療器材都好。

但是如果醫師檢查結果不是器官上的問題，而是生活習慣或者功能性的問題時，很多患者反而會帶著懷疑的心理，有些人會要求醫師做更精密、深入的檢查，有些人則會尋求別的醫師做檢查。

因為如果是需要改變生活習慣或者強化身體的功能時，那麼患者本身就是治療的主角，患者本身必須要多花時間在自己的身體健康上，必須為自己的身體健康負責，而不能完全依賴醫師，這反而會讓很多人很不習慣，也不知所措。（詳見第 4 章第 1 節〈症狀治療與根本治療〉）

為什麼當打鼾患者聽到我說打鼾的原因很簡單，就是因為張開嘴巴呼吸時，都不可置信？

　　另一個很重要的原因就是從來都沒有醫師這樣對他說過，因為很多打鼾患者即使很勤快的上網或者查閱相關書籍雜誌，也很少有專業醫學專家這麼說。

　　坦白說，如果在我研究呼吸訓練之前有打鼾患者求診，我也是建議患者考慮手術治療、睡覺戴牙套或者睡覺時使用陽壓呼吸器等現代醫學普遍使用的治療方式。

　　在我從呼吸生理及解剖的基礎醫學角度重新審視打鼾之前，如果有人對我說，打鼾是因為平常張開嘴巴呼吸，坦白說我也不會相信打鼾的原因竟然是那麼簡單。

　　我也是在從基礎醫學角度深入研究之後，再加上臨床上很多患者在閉上嘴巴睡覺後確實獲得改善，而且有臨床研究報告證實，睡覺時單純閉上嘴巴就能改善睡覺打呼及睡眠呼吸中止（在醫院做睡眠檢查證實這項研究），以及近年來舌下神經刺激術的卓越長期治療報告，才讓我更確定這個理論是正確的。

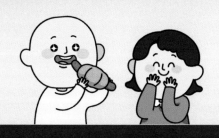

第 3 章

破解打鼾／
睡眠呼吸中止的成因

「兵來將擋、水來土掩」，如果沒有戰爭，何須將來擋，如果沒有水患，何須土來掩。同樣的，如果睡覺不打呼，何須手術、牙套、呼吸器等治療？有別於一般打鼾及睡眠呼吸中止的醫學資訊集中在症狀治療，我們將深入淺出帶您了解發生睡覺打呼的真正關鍵，然後針對問題的根本原因去處理，讓您睡覺不會打呼，既然睡覺不會打呼，您就不需要治療了！

打鼾關鍵

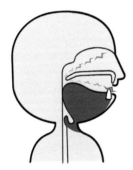

懸壅垂震動（側面）

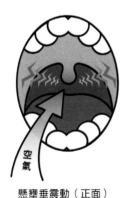

懸壅垂震動（正面）

鼾聲主要是來自懸壅垂快速震動所發出的聲音。

打鼾最關鍵的因素就是快速用力呼吸

打鼾真正關鍵的因素，其實是快速用力呼吸導致口咽部軟組織（主要是懸壅垂及舌根）的快速震動，如果空氣的流動是緩慢的，口咽部的軟組織不會快速震動，就很難發出如雷鼾聲。

事實上，諸如蟲鳴鳥叫、蟬鳴、吹哨子等，都是因為空氣的快速流動才會發出聲音。在指揮交通時使用的吹哨子是大家比較熟悉的例子，在吹哨子的時候，我們一定是先深吸一口氣，

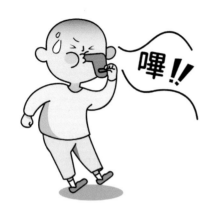

嗶！！

空氣的快速流動才會發出巨大聲響。

然後快速用力地對哨子吹氣，不是嗎？如果您深吸一口氣後，輕輕慢慢地對哨子吹氣，哨子就不會發出聲響，即使有聲音也是很小聲，對吧？既然打鼾最關鍵的因素就是快速用力呼吸，想要改善打鼾、預防睡覺時發出如雷鼾聲，最關鍵、重要的，就是睡覺時不會快速用力的呼吸。

　　請您現在立刻體會一下這種感覺，先將嘴巴張開，然後用力吸氣試著發出打鼾的聲音，然後輕輕慢慢的吸氣，看看能否再發出如雷鼾聲？不需要想像，這個簡單的實驗立刻讓您體會到，空氣的快速流動是發出巨大聲響的必要且關鍵的因素。

為何口咽部管腔內的空氣會快速流動？

　　在睡覺時會發生快速用力呼吸，有兩個很常見的原因，一是睡覺時口咽部發生嚴重狹窄堵塞，讓進出的空氣量減少，人因此很自然地加快用力呼吸來獲得身體需要的空氣量。解決

之道：閉上嘴巴、舌頭擺放在正確位置（詳見第 4 章第 5 節、第 6 節）；二是雖然呼吸道輕微狹窄堵塞，但是因為已經習慣大量的空氣進出，很難忍受空氣量的減少，人因此很自然地加快用力呼吸來獲得身體習慣的空氣量。這就是為什麼有些人即使沒有嚴重的上呼吸道狹窄堵塞，還是會在睡覺時發出如雷鼾聲的原因。解決之道：輕柔緩慢的呼吸訓練（詳見第 4 章第 8 節）。

所以，睡覺打鼾／睡眠呼吸中止的第二個關鍵因素就是口咽部的狹窄堵塞。口咽部是從上顎到會嚥軟骨之間的空間，這段空間中有幾個地方比較可能出現管腔狹窄甚至堵塞的情況：最上端上顎末端的軟顎／懸壅垂、扁桃腺、舌根、舌根扁桃腺、最下端的會嚥軟骨。

在這些可能會讓口咽部管腔變狹窄甚至堵塞的部位中，扁桃腺的位置基本上不會因為呼吸或者進食而改變位置，所以它對於呼吸道的管腔大小之影響是固定的，也很容易評估它對於睡覺打鼾／睡眠呼吸中止的影響程度。

如果扁桃腺肥大到幾乎將扁桃腺前柱（anterior tonsil pillar）到懸壅垂間的空間都占滿，一般是會建議將此肥大的扁桃腺手術切除，此種情況在小孩的打鼾／睡眠呼吸中止比較常見，手術預後效果也很好。此種扁桃腺肥大可以說是結構異

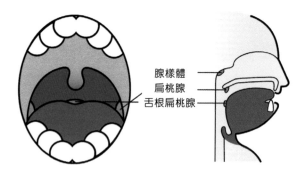

正常大小的扁桃腺

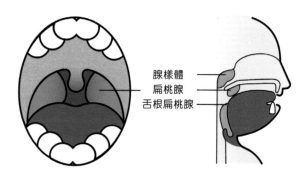

異常腫脹的扁桃腺

人體主要的扁桃腺分布在三個地方：鼻咽部的腺樣體（adenoid tonsil）、口咽部兩側的扁桃腺（顎扁桃腺 palatine tonsil，即俗稱的扁桃腺，嘴巴張開時在口咽部兩側），以及舌根的扁桃腺（lingual tonsil）。如果扁桃腺異常肥大，就會發生口咽部管腔狹窄堵塞。

常，同理，如果舌根扁桃腺或鼻咽腺樣體也明顯嚴重腫大，也可以考慮手術切除。

主流醫學對口咽部管腔狹窄堵塞的治療焦點

　　最後我們來看看現代醫學對於口咽部管腔狹窄堵塞的焦點，也是目前臨床治療的焦點部位：口咽部最上端的軟顎及懸壅垂、舌頭、口咽部最下端的會嚥軟骨，牙科一直都將焦點放在舌頭而發展出止鼾牙套的治療，胸腔科則採用陽壓呼吸器，不管口咽部何處發生狹窄堵塞，只要用陽壓呼吸器就可以將呼吸道管腔全部打通。耳鼻喉科早期將焦點放在懸壅垂，隨著手術的長期效果不理想，漸漸地將口咽部的狹窄堵塞擴及到舌根

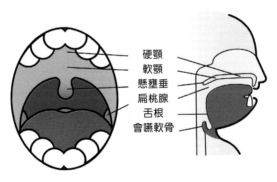

硬顎
軟顎
懸壅垂
扁桃腺
舌根
會嚥軟骨

口咽部結構

與會厭軟骨，目前解決這三個部位的管腔狹窄手術都有醫師在施行，尤以懸壅垂及舌根的手術為主要對象。

　　為什麼以會厭軟骨為標的的手術較少呢？一方面是因為會厭軟骨在進食的時候有很重要的功能，就是避免食物誤入氣管到下呼吸道（會引發嚴重甚至致命的吸入性肺炎），手術必須確保完全不會影響會厭軟骨的功能。雖然耳鼻喉科傳統的大手術切除懸壅垂可能造成食物向上逆流進入鼻咽腔，患者因而感覺很痛苦，畢竟不會引發致命危險，但是會厭軟骨的手術若出現類似副作用，卻可能引發致命的吸入性肺炎。

　　另一方面就是在做內視鏡檢查的時候，會厭軟骨部位的管腔狹窄堵塞較少見到（其實是因為會厭軟骨的位置比較不會因為張嘴呼吸或閉嘴經鼻腔呼吸而改變）。

若無法使用內科療法讓腫脹肥大消退，手術切除是很恰當的療法

　　總結上述，對於上呼吸道管腔狹窄堵塞引發睡覺打呼的部位，最主要是聚焦在軟顎／懸壅垂以及舌根的部位，其他如扁桃腺肥大（鼻咽腺樣體、顎扁桃腺、舌根扁桃腺）或鼻塞也有可能，所以在診治睡覺打鼾／睡眠呼吸中止時，這些部位都要仔細檢查與評估。

這些部位的上呼吸道管腔狹窄堵塞引發睡覺時的快速用力呼吸，繼而引發懸壅垂的快速震動而發出如雷鼾聲，就是目前醫學研究認為打鼾／睡眠呼吸中止的關鍵。

其中扁桃腺肥大（鼻咽腺樣體、顎扁桃腺、舌根扁桃腺）造成的上呼吸道管腔狹窄是扁桃腺實體的腫脹肥大，可說是人體結構上的異常腫脹肥大。既然是結構上的異常，如果無法使用內科療法讓腫脹肥大消退，採取手術切除的治療是很恰當的療法，而其長期療效也是相當理想。然而對於軟顎／懸壅垂或舌根部位的管腔狹窄堵塞，雖然現代醫學的臨床觀點認為也是結構異常，但是所採取的手術治療，其長期療效就不如小孩的扁桃腺肥大切除那麼好，這也說明兩者其實有些不同。

我敢肯定的說，口咽部的狹窄堵塞是功能性異常而非結構異常

為什麼我們認為打鼾患者口咽部的狹窄堵塞是功能性的異常而不是結構的異常？我們從打鼾幾個常見的現象就足以說明打鼾者口咽部的狹窄堵塞是功能性的異常而不是結構的異常：

❶ 為何睡覺打呼患者在這幾十年來快速增加而且患者年紀越來越年輕？人體結構異常不太可能在這短短幾十年間就快

速大量出現，然而張嘴呼吸的習慣在這幾十年間卻越來越普遍，且越來越多的年輕人甚至小孩都已經習慣在不知不覺中就會張嘴呼吸。

❷ 很多嚴重打鼾者躺下去睡覺不到三分鐘立刻鼾聲大作，人體的結構會在那麼短的時間內從正常變成異常嗎？只有功能異常才會在那麼快的時間發生。

❸ 由於習慣張嘴呼吸，現代人的舌頭位置已經很少擺放在正確健康的位置，這是造成口咽部管腔狹窄堵塞最重要的因素，這也是典型的功能異常而不是結構異常。

所以睡覺打鼾／睡眠呼吸中止的最關鍵原因就是口咽部的空氣快速用力流動，而口咽部的空氣快速流動則是因為口咽部的管腔狹窄堵塞（打鼾的第二關鍵原因）；而口咽部的管腔狹窄堵塞除了少部分是起因於扁桃腺腫大等的結構異常，絕大部分都是起因於舌頭位置異常以及口咽部、舌頭肌肉力量衰退所致的功能異常；舌頭位置異常以及肌肉力量衰退的原因又在於張嘴呼吸（打鼾的第三關鍵原因）。

我們將在接下來的章節中，為您一步一步的解說。

第 2 節

張嘴呼吸

人只要張嘴呼吸，舌頭必定無法維持在其正確的休息位置、口咽部管腔立刻變成細長狹窄、口咽部相關肌肉力量變差、空氣流量變大，這些解剖、生理上的變化就容易引發如雷鼾聲。要能有效的預防、避免睡覺打呼，第一步就是要在睡覺時閉上嘴巴經鼻腔呼吸。要記住，只要嘴唇稍微分開就是張嘴呼吸。

絕大部分的人在打鼾的同時，嘴巴是張開的

當說到睡覺打呼時，您腦海中立即浮現的畫面是什麼呢？當您在網路上搜尋與睡覺打呼相關的圖片時，您所看到的圖片又是什麼呢？一個人張大嘴巴發出惱人的鼾聲，對嗎？很多陪同如雷鼾聲患者來就診的枕邊人經常指

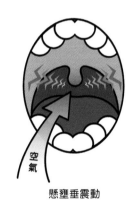

懸壅垂震動

睡覺打呼時，幾乎都是張嘴呼吸。

出，他們在打呼的時候，嘴巴都是張開的，這時只要用手將他們的嘴巴閉上，鼾聲立刻停止或變小聲，但是手一鬆開，他們立刻又張開嘴巴發出惱人的打呼聲。所以睡覺打呼時會張開嘴巴呼吸，應該是大家對於睡覺打呼一個很普遍的印象，很可惜的是，現代主流醫學對於這個大家都很熟悉的小動作卻不太有興趣，這方面的醫學研究報告並不是很多。

大家都有一個既定的觀念，就是認為鼻塞的時候才會張嘴呼吸，但是根據我個人對於睡覺打鼾患者的臨床觀察，真正有長期鼻塞到非得張嘴呼吸的患者其實不到一成。換句話說，絕大部分睡覺打鼾的患者，其實都沒有長期嚴重鼻塞的問題。既然如此，為什麼大家印象中發出如雷鼾聲的同時，嘴巴都會張開來呢？

睡覺時打鼾是張嘴，
還是閉嘴呼吸的自我檢測法

您可以在不同姿勢（臥姿、坐姿、側躺）做下面的測試：首先請您張開嘴巴呼吸 5 次，然後快速用力吸氣來模擬發出打鼾的聲音，連續這樣快速用力的呼吸 10 ～ 20 次，注意您此時模擬的鼾聲是高亢宏亮或是低沉？接著將嘴巴閉上經鼻腔呼吸 5 次，然後與之前一樣快速用力呼吸來模擬發出打鼾的聲音，

一樣連續快速用力的呼吸 10 ～ 20 次，您可以比較一下兩者的差別有何不同？您立刻就可以體會到嘴巴張開來呼吸與閉上嘴巴呼吸對於打鼾的影響以及兩者間的差別，哪一種呼吸所發出的鼾聲比較高亢宏亮？對他人來說比較吵？

　　閉上嘴巴模擬打呼 10 ～ 20 次仍然可以發出鼾聲嗎（對於一些睡覺打呼不是很嚴重的人，閉上嘴巴用力呼吸來模擬發出打呼的聲音時，可能做不到幾次就發不出打呼的聲音了，但是張開嘴巴模擬打呼聲卻很容易重複 20 次都能發出響亮的聲音）？若仍有鼾聲，其音量有變化嗎？透過這個很簡單的測試，您很快的就可以親身體驗當您採取嘴巴張開呼吸與閉上嘴巴呼吸這兩個簡單的動作對於打鼾的影響，也可以體會不同睡姿對於打鼾的影響。

張嘴呼吸為什麼與睡覺打呼有很密切的關聯呢？

　　2015 年在美國耳鼻喉科醫學會的期刊上發表一篇在睡覺時使用閉嘴膠布強迫閉上嘴巴經鼻腔呼吸，來探討張嘴／閉嘴呼吸對於睡覺打鼾以及睡眠呼吸中止影響的研究報告。

　　這個研究報告借助嘴唇貼上閉嘴膠布前、後的睡眠呼吸檢查以及影像檢查，來評估張嘴／閉嘴對於睡覺打呼／睡眠呼

吸中止的影響，結果證實睡覺時張嘴呼吸發生打鼾／睡眠呼吸中止比睡覺時閉上嘴巴呼吸來得嚴重。

不論是打鼾的音量、次數或者睡眠呼吸中止的嚴重度，在嘴巴貼上閉嘴膠布後，都呈現明顯的改善，這篇研究報告也證實一般社會大眾對於打鼾的普遍印象，也就是睡覺打呼時會張大嘴巴呼吸。張嘴呼吸為什麼與睡覺打呼有很密切的關聯呢？我們人體的生理功能與解剖構造有相當密切的關聯，懸壅垂／軟顎位在鼻咽部與口咽部的交界處，懸壅垂／軟顎的上方是鼻咽部，下方則是口咽部，它的功能就像是隔開鼻咽部與口咽部的一個活動隔板。為什麼鼻咽部與口咽部要有這樣一個活動隔板呢？

當我們從鼻腔呼吸，空氣從鼻咽部進入到口咽部時，懸壅垂／軟顎這個活動隔板會自動向前下方移動，讓鼻咽部與口咽部呈現一個暢通的管腔讓空氣得以順暢流動；而當進食吞嚥的時候，這個懸壅垂／軟顎的活動隔板會立即向後上方移動，將鼻咽部與口咽部完全封住隔開，如此吞嚥的食物才會全部向下移動到下咽部然後進入食道內，而不會讓一些食物向上逆流進入鼻咽部或鼻腔深處。這就是為什麼當您做吞嚥動作時，一定是暫停呼吸的緣故，這是因為懸壅垂／軟顎這個活動隔板在吞嚥食物的瞬間必定是將鼻咽部通往口咽部的通道整個堵住。

您可以試試看，看看您是否能在吞嚥食物的同時還能從鼻腔呼吸？

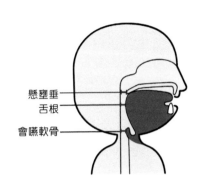

懸壅垂
舌根
會嚥軟骨

口咽部管徑是否狹窄，是測量懸壅垂或舌根末端到口咽後壁間的距離。

檢查口咽部
管腔狹窄的判斷基準

我們在檢查口咽部的管腔何處會出現狹窄，基本上是測量該部位的末端到口咽部後壁之間的距離，如懸壅垂部位的口咽部管腔是否狹窄，就是測量懸壅垂的最末端到口咽部後壁之間的距離；舌根部位也是一樣，就是測量舌根到口咽部管腔後壁之間的距離。

當我們閉上嘴巴經鼻腔呼吸時，懸壅垂／軟顎這個活動隔板會向前下方移動，此時懸壅垂與口咽部後壁的距離最大。而當我們張嘴呼吸時，因為空氣要從口腔進入口咽部，此時懸壅垂／軟顎這個活動隔板會向後上方移動，讓空氣得以順暢從口腔進入口咽部；此時懸壅垂與口咽部後壁的距離會變短，至於懸壅垂／軟顎這個活動隔板向後上方移動的程度，則是取決於空氣從鼻咽部進入口咽部與空氣從口腔進入口咽部兩者的比

例而定；如果空氣從鼻咽部進入口咽部的量較多，則懸壅垂／軟顎這個活動隔板會向前下方移動較多，如果空氣從口腔進入口咽部的量較多，則懸壅垂／軟顎這個活動隔板會向後上方移動較多。

這就是為什麼當張嘴呼吸時懸壅垂到口咽部後壁的距離，必定會較鼻腔呼吸時懸壅垂到口咽部後壁的距離來得短。

耳鼻喉科醫師將治療焦點放在懸壅垂／軟顎是錯誤的方向

很可惜這個人體的自然生理解剖的變化，並未受到現代主流醫學的重視，事實上，現在幾乎所有關於打鼾／睡眠呼吸中止的檢查或研究，包括影像檢查、內視鏡檢查（睡眠內視鏡檢查），都很少有醫師注意到張嘴或閉嘴呼吸的影響，因此很少醫學研究報告在測量懸壅垂與口咽部後壁的距離時會特別註明是在張嘴呼吸或閉嘴呼吸時測量。

由於越來越多的現代人已經很習慣張嘴呼吸而不自覺，因此在做影像檢查來測量口咽部的狹窄部位時，這個不自覺張嘴呼吸的動作就會讓懸壅垂部位的口咽部管腔變得更加狹窄。

另外以內視鏡來檢查口咽部管腔時，因為內視鏡是從鼻腔進入再經鼻咽部後轉往下方去檢查口咽部，當內視鏡伸進鼻

腔時，除非檢查的醫師特別向患者聲明將嘴巴閉上經鼻腔呼吸，很多人都會很自然的張開嘴巴呼吸，因此即使用內視鏡檢查也會誤認懸壅垂處的管腔狹窄。

這就是為什麼現代主流醫學會將懸壅垂／軟顎部位的口咽部管腔狹窄視為引發睡覺打呼／睡眠呼吸中止最主要的地方，進而發展出經典的大手術。

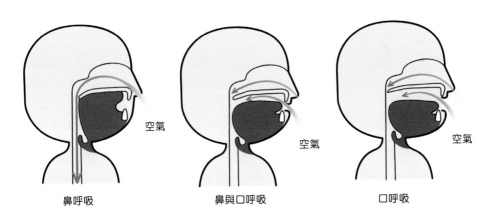

同時經鼻與口呼吸以及完全口呼吸都是屬於張嘴呼吸。

這也是為什麼雖然我是一位資深的耳鼻喉科醫師，但是我必須說耳鼻喉科醫師長久以來將焦點放在懸壅垂／軟顎是錯誤的方向。因為當我們從呼吸的基礎醫學角度來看，懸壅垂／

軟顎處的口咽部狹窄其實根本不是結構上的異常，而是因為張嘴呼吸所引起的功能異常；只要將嘴巴閉上，完全經由鼻腔呼吸，就可以解決懸壅垂／軟顎處的管腔狹窄問題。所謂差以毫釐、失之千里，當方向錯誤時，再優秀的專家也無法達到很好的治療效果。

張嘴呼吸會讓口咽部管腔變得狹窄細長，空氣流速加快

上面我們已經解釋過當張嘴呼吸時，懸壅垂／軟顎會自動向後上方移動而讓口咽部管腔變狹窄，舌頭是否有類似的變化呢？

2007 年著名的耳鼻喉科醫學期刊《Laryngoscope》刊登了一篇研究報告，探討嘴巴張開與嘴巴閉上時口咽部的變化，這篇研究報告採取影像攝影以及內視鏡檢查做相關的檢測，結果發現當嘴巴張開時，不但懸壅垂／軟顎與口咽部後壁的距離變短（此部位的管腔變狹窄），舌根與口咽部後壁的距離也變短（舌根向後方移動），整個口咽部管腔變得較細長（閉上嘴巴時口咽部的管腔較寬短），因此流通經過的空氣流速會變快，管腔內的負壓也會增加，而且舌骨到下顎的距離變短，將口咽部張開的肌肉力量也變差。

這些隨著張開嘴巴帶來的結構變化其實並不是真正的結構異常，而是屬於功能性造成的結構變化，並不需要靠開刀來矯正，只要記得閉上嘴巴，懸壅垂／軟顎及舌根的位置就會自動移動而讓口咽部管腔變回到正常寬短的位置。

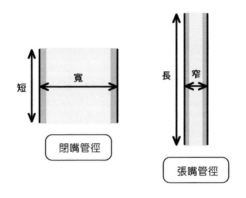

口咽部管腔在閉嘴呼吸時較寬、張嘴呼吸時較細長。

這個研究團隊於 2011 年又利用 3D 電腦斷層檢查發表一篇研究報告，同樣證實閉上嘴巴經鼻腔呼吸時口咽部管腔較短而寬，但是張嘴呼吸的時候，口咽部管腔變得較細長（管腔較窄而長），此時空氣流動速度增加，管腔內的負壓會增加，口咽部管腔就比較容易塌陷。

此外，因為擴張口咽部管腔的肌肉長度變短，肌肉的收縮能力變差，也比較容易發生管腔的塌陷堵塞。

張大嘴巴呼吸是影響打鼾的關鍵因素

從本章節深入淺出的說明，大家應該可以了解，口咽部管腔狹窄堵塞引發快速用力呼吸，導致口咽部軟組織的快速震動而發出如雷鼾聲的最主要原因就是張大嘴巴呼吸。不論是耳鼻喉科醫師最早期聚焦的懸壅垂／軟顎部位狹窄堵塞，到近期的舌根部位狹窄堵塞，或者牙科醫師聚焦的舌根部位狹窄堵塞，絕大部分患者並不是因為結構的異常，而竟然只是一個很簡單、大家所忽視的小動作：張嘴呼吸。

張嘴呼吸對於睡覺打鼾的影響有幾個層面：

❶ 它會立即讓懸壅垂／軟顎向後上方移動，懸壅垂／軟顎與口咽後壁之間的距離立即縮小，該部位的空間立即變得狹窄。

❷ 它會立即讓舌頭向後方移動，舌根與口咽後壁之間的距離立即縮小，該部位的空間立即變得狹窄。

❸ 它會讓口咽部管腔的形狀立即從原本寬而短變成長而細窄，空氣的流動速度瞬間變快，管腔內負壓馬上增加，口咽部管腔因此容易塌陷堵塞。

❹ 它會讓將口咽部張開的肌肉變得較短，肌肉力量下降，而不易將口咽部管腔張開，因此當口咽部管腔負壓增加時，更容易發生管腔塌陷的現象。

❺ 它會改變舌頭的位置，當嘴巴張開時，舌頭就無法保持在其正常健康的休息位置（也就是整個舌頭貼到上顎的位置）。當舌頭長期無法保持在其正常健康的休息位置後，舌頭本身的肌肉力量也將逐漸減弱（這部分詳細資訊請見下一節〈舌頭位置〉，會有詳細解說）。

❻ 張嘴呼吸之空氣進出量遠遠超過鼻腔呼吸的空氣進出量，長久下來會讓人習慣呼吸超過人體需要的大量空氣，大量空氣的快速流動正是引發睡覺打鼾的關鍵。

KNOW IT！ 知識補給站

請特別注意！所謂張嘴呼吸並不是一定嘴巴要張開很大，只要上、下嘴唇沒有閉合，即使只分開半公分，都是張嘴呼吸。有些打鼾者強調，他枕邊人說他打鼾時是閉上嘴巴的，但是在夜晚昏暗的情況下，上下嘴唇稍微分開張嘴呼吸，經常會被誤認為是閉上嘴巴。很簡單的一個區別方式就是，請打鼾者實際測試，稍微張嘴以及完全閉嘴來模擬發出打鼾聲音，並從發出不同的聲音就可以證明其睡覺打呼時是張嘴呼吸或真正閉嘴從鼻腔呼吸。

舌頭位置

　　睡覺時只要舌頭能持續擺放在正確位置，就可以避免睡覺打鼾的發生。因為舌頭擺放在正確位置代表必定是閉上嘴巴經鼻腔呼吸、口咽部的管腔暢通、舌頭的肌肉力量夠強足以對抗口咽部管腔內的負壓，以及對抗舌頭的重力（仰睡時舌頭的地心引力）。

審視一下閉嘴呼吸時，您的舌頭位置是放在哪裡？

　　現在請您先閉上嘴巴，整個顏面、口腔、咽喉的肌肉都不要用力，體會一下您的舌頭擺放在哪個位置？

　　請務必注意，包括舌頭在內，整個顏面、口腔、咽喉都不要用力，只是單純的體會一下您的舌頭擺放在哪個位置？因為當晚上睡覺時，您應該也不會一直用力將您的舌頭擺放在某個特定的位置，對嗎？一般常見的舌頭位置有三個位置，第一個是如右頁圖①舌頭平躺在口腔的底部，舌尖在下排牙齒的後

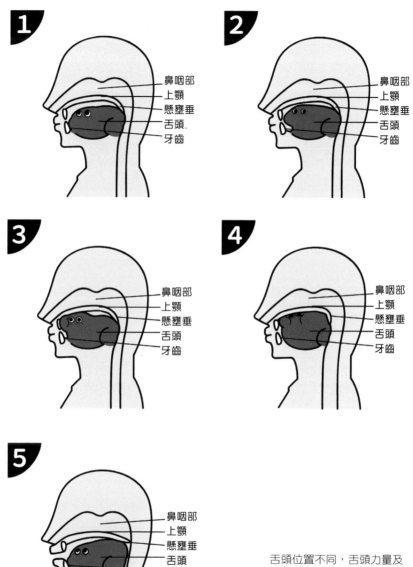

1
鼻咽部
上顎
懸壅垂
舌頭
牙齒

2
鼻咽部
上顎
懸壅垂
舌頭
牙齒

3
鼻咽部
上顎
懸壅垂
舌頭
牙齒

4
鼻咽部
上顎
懸壅垂
舌頭
牙齒

5
鼻咽部
上顎
懸壅垂
舌頭
牙齒

舌頭位置不同，舌頭力量及
口咽部管徑也不同。

方;圖②舌頭擺放在口腔的中間,舌尖在上、下排牙齒的中間;圖③舌頭頂到上顎前方,舌尖碰到上排牙齒後方或在上排牙齒後方的牙齦。現代人大部分的舌頭位置都在圖①,其實我們的舌頭其健康正常的休息位置應該是在圖④,也就是整個舌頭都貼到上顎,舌尖不會碰到上排牙齒,而是在很靠近上排牙齒後方的牙齦。圖⑤的舌頭則是張嘴呼吸時的舌頭位置,不但整個舌頭躺在口腔底部,而且舌根還會向後移動,使得口咽部管腔變小。

很多人在練氣功或者一些呼吸法時,老師都會說要舌頂上顎,就是要用力將舌頭頂到圖③的位置,當舌頭頂到圖③的位置時,老師會接著說下一句「舌頂上顎、生津止渴」,很多人也的確可以感受到當舌頂上顎時,唾液分泌會增加。這個論點從醫學角度而言是非常正確的,因為我們唾液腺的開口就在口腔的底部,如果舌頭躺在口腔底部,剛好就會壓住唾液腺的出口,就好像水管的開口被石頭壓住水流不順暢一樣,一旦壓住水管的石頭被移開,水管的出水就順暢了。同樣的,當舌頭頂到上顎時,舌頭不再將唾液腺的出口壓住,唾液的分泌就會比較順暢,這就是為什麼「舌頂上顎、生津止渴」了。

在圖④中,舌尖並不會碰到上排牙齒,那麼舌尖的位置應該在哪裡呢?我們中文的注音符號有一個「ㄋ」的音(拿東

西的拿），現在請您持續發出 10 次「ㄋ」的音，請您體會一下當您發出「ㄋ」的音時，舌尖的位置。此時舌尖的位置是否很靠近上排牙齒，但是又不會碰到上排牙齒？

這就是當舌頭位置在圖④時的舌尖位置。圖③及④的位置似乎很難區別，請您仔細觀察一下圖③，舌頭只有舌尖碰觸到上顎，舌頭的後半部則是懸空並未碰觸到上顎，在舌頭後半部與上顎之間還有一些空氣，而在圖④時，因為整個舌頭都向上貼到上顎，所以口腔內是完全沒有空氣，口腔是屬於一個實心的狀態，您可以藉助這種感覺來體會一下，您的舌頭位置是擺放在哪個位置。

還是很難體會口腔實心的感覺嗎？您可以做一下吞嚥的動作，當吞嚥口水的當下，體會一下口腔實心、沒有空氣的感覺。當吞嚥動作時，舌頭不單純是往上貼到上顎，它還會將軟顎及懸壅垂向更上方頂住，會比圖④舌頭的正確位置更向上一些，此時空氣將無法進出。

然而我們的舌頭正確位置只是剛好貼到上顎（包括軟顎及懸壅垂），並不是要將軟顎及懸壅垂更往上頂住。這就是為什麼有些舌頭訓練要求要以吞嚥時的舌頭位置為訓練標的其實並不正確，因為此時您根本就不能呼吸，所以很多的呼吸訓練方式一般人看起來似乎差不多，其實相差很大。

圖④的舌頭位置，我們稱作是舌頭的健康正確休息位置，如果您的舌頭平常都能很自然地擺放在這個位置，代表舌頭的肌肉力量是足夠的、健康的。所謂休息位置，意味著當您沒有張嘴進食或者說話時，也就是閉上嘴巴時，舌頭自然擺放的位置。圖④這個舌頭的健康休息位置其實是人出生後舌頭就很自然的擺放位置。為什麼大部分的現代人，舌頭都會擺放在圖①的位置呢？原因就是現代人習慣張嘴呼吸！現在請您張開嘴巴，口腔、舌頭都不要用力，體會一下您的舌頭位置，不論您原先的舌頭位置在哪裡，當您張開嘴巴時舌頭位置必定會往下降到圖①的位置，也就是整個舌頭都躺在口腔的底部。

　　當您按照第 4 章第 6 節的 12 個止鼾運動好好練習 8 ～ 10 次之後，您會發現您的舌頭位置會自動向上移動，但是只要您一張開嘴巴，舌頭的位置就會自動向下移動。

閉上嘴巴時，舌頭擺放在正確的休息位置，口咽部管腔最寬廣

　　舌頭能擺放在自然健康的位置有一個先決條件，那就是嘴巴一定要閉上，當嘴巴閉上時，舌根就會自動向前移動（詳細介紹請參閱上一節〈張嘴呼吸〉）；在閉上嘴巴的四個舌頭位置中，又以舌頭能從前到後整個貼到上顎的自然健康位置之

舌根位置最向前移動，口咽部管徑也是最寬大，空氣進出的通道也就最寬廣，也因此比較不會引發快速用力呼吸的白努力效應（詳細介紹請參閱下一節〈塌陷堵塞〉）。

請再仔細比較一下上圖中的口咽部管徑，可以發現在圖⑤張嘴呼吸時的口咽部管徑最狹窄，閉上嘴巴後口咽部管徑慢慢變寬廣，而到圖④時，也就是舌頭擺放在正確的休息位置時，口咽部管腔最寬廣。

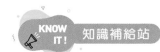
KNOW IT! 知識補給站

我經常詢問來參加止鼾課程的學員一個問題，男人睡覺打鼾比較常見或是女人睡覺打鼾比較常見？大家幾乎都脫口而出，男人打呼比女人還常見。為什麼呢？有一篇醫學研究比較不同年齡的男、女舌頭肌肉力量後，得出兩個結論：

❶ 年紀越大舌頭肌肉力量越差，這跟我們平常看到的現象一致，年紀越大睡覺打呼就越普遍且嚴重。

❷ 相同年紀的男女，女人的舌頭肌肉力量平均而言較男人的舌頭肌肉力量強，這就證實我們平常的印象，也就是男人睡覺打呼較女人多。

舌頭的位置與睡覺打鼾／睡眠呼吸中止
有什麼關係呢？

如果睡覺時舌頭在它健康的休息位置，它不僅能讓口咽部的管徑變寬大，而且因為它從前到後整個貼到上顎，所以軟顎、懸壅垂的下方是有一個實體在支撐，此時懸壅垂的震動自然變小。

您可以做一個右頁圖示的簡單實驗，左圖是右手懸空時的上下擺動，右圖則是將左手置放於右手的下方，然後右手做上下擺動。比較一下哪一種情況下手的震動較明顯？很明顯左圖的手之震動遠遠超過右圖的手之震動，對嗎？

左圖就是類似一般人睡覺時張嘴呼吸的情況，軟顎後方的懸壅垂就類似左圖的右手（懸壅垂是懸空的軟組織），張嘴呼吸時吸氣的空氣部分經過鼻腔、部分經過口腔，懸壅垂上下都有空氣流動，呈現典型的懸空狀態，此時懸壅垂的震動幅度是很大的。如果舌頭能從前到後整個貼到上顎，舌頭就好像右圖左手支撐在右手下方而給予懸壅垂很好的支撐，同時因為嘴巴是閉上的，空氣只能從鼻腔進出，此時懸壅垂的震動幅度就很小。這就是為什麼睡覺時舌頭擺放在正確的健康休息位置，可以有效預防睡覺發出如雷鼾聲的原因。

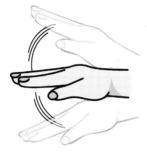

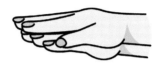

物體懸空的震動　　　　　　　　下方有支撐時的震動

上下懸空時震動較大（左），下方有支撐時較不易震動（右）。

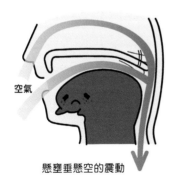

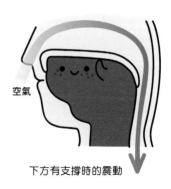

空氣　　　　　　　　　　　　　　空氣

懸雍垂懸空的震動　　　　　　　　下方有支撐時的震動

舌頭往上貼到懸雍垂時，懸雍垂較不易震動發出打呼聲（右圖所示）。

強化舌頭的肌肉力量，
讓舌頭保持在健康的休息位置

從上述的說明，相信您已經很清楚舌頭對於睡覺打鼾／睡眠呼吸中止扮演非常重要的角色，在晚上睡覺時舌頭是否能持續保持在健康的休息位置之重要性不言而喻。舌頭位置正確，一方面舌根位置會往前移動，此時口咽部的管腔空間最寬廣；其次，此時的舌頭肌肉力量夠強，當睡覺時腦部停止對口咽部相關肌肉發出收縮指令時，舌頭仍然可以有效對抗口咽部管腔內的負壓，讓口咽部管腔只是稍微縮小而已，不至於引發白努力效應＊；同時因為舌頭的位置正確，肌肉力量也夠強，當仰躺睡覺時，也才能夠對抗舌頭的重力而不會讓舌頭向後下墜而堵塞口咽部管腔；最後，因為舌頭從前到後整個貼到上顎，軟顎及懸壅垂下方獲得支撐，且空氣只能從鼻腔進出，此時懸壅垂的震動幅度是最小的。從這些人類自然的生理、解剖變化，您就可以理解為什麼我從呼吸的角度來看睡覺打鼾／睡眠呼吸中止其實是一個功能異常的問題，而不是結構異常的問

＊白努力效應：這是科學家白努力所發現的一個物理現象，當空氣經過一個管腔時，如果空氣流動的速度變快，管腔內的壓力會下降，也就是負壓會增加。

題，這也說明為什麼手術治療的長期功效不佳，止鼾牙套、陽壓呼吸器無法根治的原因。那麼要如何強化舌頭的肌肉力量，讓舌頭能持續保持在健康的休息位置呢？請參閱第 4 章第 6 節的〈止鼾運動〉，這也是我開設止鼾課程最主要的目的，只要您好好練習，今夜就不打鼾。

傳統的牙套等治療方式，
只是將舌頭往前拉功效不彰

從陸續發表的一些打鼾／睡眠呼吸中止的治療，越來越多的證據顯示在所有口咽部的結構或肌肉中，舌頭在打鼾／睡眠呼吸中止扮演最重要、最關鍵的角色。傳統的止鼾牙套為什麼只對輕度的睡眠呼吸中止有效，主要是傳統牙套只是將舌頭往前拉，嘴巴還是張開，所以口咽部的管腔相較嘴巴閉上時的管腔還是比較細長，同時舌頭不在正常的健康休息位置，懸雍垂的下方沒有舌頭支撐還是處於懸空狀態，這些仍然容易引發睡覺打呼／睡眠呼吸中止。所以只是單純將下顎以及舌頭往前拉，對於治療睡覺打鼾／睡眠呼吸中止是有幫助，但是如果舌頭無法位於正確的健康休息位置，睡覺時嘴巴還是張開來，其功效還是會打折扣，這個方式為傳統的牙套以及目前部分耳鼻喉科手術的治療方式。

訓練舌頭的擺放位置，
強化肌肉的力量效果顯而易見

　　2006 年恩格爾克（Engelke）提出的舌頭位置再訓練方法 TRM（tongue repositioning manoeuvre）就指出，重新訓練舌頭的擺放位置，讓舌頭能從前到後整個貼到上顎，對於睡覺打鼾／睡眠呼吸中止的治療效果很好。他是藉著一個裝置來顯示舌頭與上顎間是否呈現負壓來訓練舌頭的位置。而這幾年台灣有廠商推出的 iNAP 負壓裝置，其實就是沿用這個觀念，只是它是採用機器來創造這個舌頭與上顎間的負壓，其目的也是要讓舌頭緊貼到上顎。這些止鼾儀器的目的都在於讓舌頭能夠緊貼上顎，回到正確的休息位置，同時也都強調要閉上嘴巴經鼻腔呼吸，這些觀念與我從基礎醫學研究發現的止鼾根本原因不謀而合。我所研發設計的止鼾運動與恩格爾克提出的 TRM 都是屬於主動式的訓練治療模式，也就是直接訓練強化肌肉的力量，目的在於讓您的舌頭隨時都能放在正確的休息位置，而 iNAP 則是屬於被動式的治療模式，因為它其實並沒有直接訓練您的舌頭肌肉力量，它單純只是借助機器產生的負壓將舌頭往上吸到正確的休息位置，因此您除了必須花費好幾萬元購買機器外，也仍然是「有用有效、沒用沒效」，必須用一輩子。

治療長期效果佳的最新技術：
舌下神經刺激術

　　舌下神經刺激術是對於嚴重睡眠呼吸中止治療長期效果最佳的治療法，它是藉由微弱電流刺激舌下神經讓舌頭收縮向前移動的方式來治療睡眠呼吸中止，對於一些無法有效使用陽壓呼吸器的嚴重睡眠呼吸中止都能展現很好的治療效果。從它的基本理論，也就是在吸氣時藉由刺激舌下神經讓舌頭收縮，即可證明舌頭在睡覺打鼾／睡眠呼吸中止的發生扮演舉足輕重的角色。從這些逐漸浮出檯面的有效治療方式都證明我從基礎醫學的角度來看，睡覺打呼以及睡眠呼吸中止的理論是正確的，就好像祖傳秘方一旦解密說出來，其實都很簡單。

　　睡覺打鼾／睡眠呼吸中止的根本原因其實也是很簡單，那就是**張嘴呼吸→舌頭位置異常→快速用力呼吸→懸壅垂快速震動→如雷鼾聲**。這就是為什麼我經常說只要閉上嘴巴經鼻腔呼吸，睡覺打呼可以改善五到六成，好好練習止鼾運動讓舌頭可以擺放在正確休息位置，睡覺打呼可以改善七到八成，睡覺時能輕柔呼吸，睡覺打呼可以改善到九成以上的原因。

　　而真正屬於結構異常需要手術的患者，其實並不多。

第 4 節

塌陷堵塞

　　為什麼耳鼻喉科經典大手術的長期效果不佳，除了沒有考慮到張嘴呼吸對於懸雍垂位置的改變之外，最重要的就是沒有考慮到腫脹與塌陷是完全不同的狀況，這就是為什麼鼻塞手術的長期效果很好（即使復發相同部位也可以再次手術切除），而睡眠呼吸中止手術切除的長期效果卻不佳（如果復發相同部位無法再次手術切除），因為鼻塞是鼻腔黏膜腫脹所造成，而打鼾／睡眠呼吸中止的口咽部管腔堵塞卻是因為負壓塌陷所造成。

認識鼻腔、支氣管和口咽部構造

　　人體的呼吸道從最上方對外開口的鼻腔，經過鼻咽部、口咽部、咽喉（下咽部）、氣管、支氣管、細支氣管，最後進入肺泡進行氣體交換，在這個呼吸道的過程中，從最上面的鼻腔、接著口咽部到下面的細支氣管，都可能因為管腔狹窄堵塞而使得空氣進出不順暢。但是為什麼只有在口咽部的管腔狹窄

堵塞會發出如雷鼾聲？而鼻腔與細支氣管的管腔狹窄堵塞雖然也可能導致空氣的快速流動而發出聲音，但這些堵塞部位發出的聲音之音量並不大。

鼻腔的構造
與鼻塞治療

人體的生理功能與解剖構造是息息相關的，鼻腔的生理功能很單純，就只是空氣流動的通道而已；細支氣管的功能也一樣的單純，也只是空氣流動的通道而已，所以這兩者的結構都是由硬的骨頭所構成。

我們先看看鼻塞的狀況，鼻腔的構造基本上是骨頭的構造，鼻腔的中間是鼻中膈，兩側是鼻胛（分為下、中、上三個

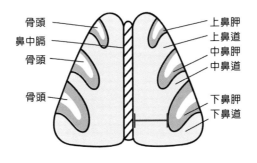

鼻胛內為骨頭的硬結構，可以對抗管腔負壓。

鼻胛），在這些骨頭的表面覆蓋有黏膜，當鼻胛黏膜腫脹時，鼻胛與鼻中膈之間的空氣通道將會變狹窄，呼吸的空氣進出量受到限制，人就會產生鼻塞的感覺（關於鼻塞的詳細資料，請參閱第 4 章第 9 節）。

當這個鼻胛黏膜的腫脹持續，人就會感覺長期的鼻塞，而鼻塞的手術治療，就是將下鼻胛腫脹黏膜做部分切除（可以使用雷射、無線射頻、黏膜下電熱凝固療法、黏膜下部分切除等手術方法），讓下鼻胛與鼻中膈間的空氣通道變大，更多的空氣可以自由進出，就能緩解長期鼻塞的困擾（您也不一定需要開刀，借助 AirwayFit 放鬆減量呼吸訓練就可以自然緩解鼻塞，請參閱第 4 章第 8 節）。

絕大部分長期鼻塞患者接受手術治療後，鼻塞症狀都可以獲得緩解，而且長期效果很好，復發率也很低。對於少數復發、鼻胛黏膜又有腫脹的患者，可以輕易地再度施行下鼻胛黏膜部分切除手術，來解決慢性鼻塞的困擾。

支氣管的構造
與相關治療

接下來我們看看細支氣管的構造，細支氣

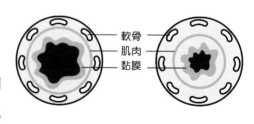

軟骨
肌肉
黏膜

細支氣管外層是軟骨的硬結構，可以對抗管腔負壓。

管的功能也很單純，也只是空氣進出的通道而已，所以細支氣管的構造也是屬於硬的結構。支氣管的管壁有軟骨支撐，這就是一個硬的構造；管腔內側也是黏膜組織，而管腔黏膜的外環有肌肉，當支氣管受到刺激產生肌肉痙攣以及黏膜腫脹時，支氣管管腔會變狹窄，此時只要使用藥物讓肌肉鬆弛、內側黏膜消腫即可緩解其管腔狹窄堵塞的問題。

口咽部的構造
與會厭軟骨

口咽部的功能比較複雜，除了是呼吸空氣的通道之外，進食吞嚥的食物也會經過口咽部，因此口咽部的結構就無法是硬的骨頭構造，因為硬的骨頭構造無法瞬間在空氣通道或者食物通道之間做轉

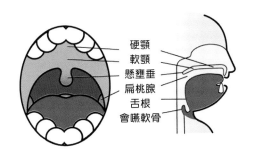

口咽部主要是軟組織的構造，會受到管腔負壓而塌陷。

換。也因此口咽部的結構是以軟組織為主，將嘴巴張開就可以看到口咽部的前方是舌頭、兩側是扁桃腺、上方是軟顎及懸壅垂，這些都是屬於軟組織。當我們從鼻腔呼吸空氣時，懸壅垂

／軟顎會向前下方移動，將鼻咽部連接口咽部的通道打開，讓空氣得以順暢的從鼻咽部流動通過口咽部；當我們進食吞嚥時，這個懸壅垂／軟顎的軟組織會立刻向後上方移動，將鼻咽部通往口咽部的通道隔開，讓食物得以順暢往下流動，而不會向上逆流進入鼻咽部甚至鼻腔深處。

　　這個懸壅垂／軟顎的移動是非常的迅速確實，所以它必須是軟組織才能如此迅速移動，這就是人體的奧秘之處，也說明人體的生理功能與其解剖構造有著密切關連之處。

　　口咽部最下面是會嚥軟骨，顧名思義，會嚥軟骨是硬的骨頭構造，為什麼會嚥軟骨要用硬的骨頭構造而不是軟組織呢？當我們呼吸空氣的時候，會嚥軟骨是向上開啟，讓空氣得以進入氣管內；當進食吞嚥時，會嚥軟骨會向後下方移動，將咽喉蓋住而引導食物進入食道內，所以它的功能與懸壅垂／軟顎非常類似，但為什麼懸壅垂／軟顎是軟的結構，而會嚥軟骨卻是硬的骨頭構造呢？

　　首先，在吞嚥時懸壅垂／軟顎的移動是立即且先發生，其移動的反應時間非常短，所以當啟動吞嚥動作時就必須立刻完成懸壅垂的移動，但是會嚥軟骨的移動算是吞嚥動作中的後續動作，也就是說當吞嚥時，會嚥軟骨的移動比懸壅垂／軟顎的移動有較多的反應時間。其次，因為懸壅垂／軟顎是在口咽

部的頂端，當吞嚥時大部分的食物因為重力關係是會往下移動，懸壅垂／軟顎並不會承受太多的重量，所以即使它們是軟組織也還可以承受；然而會嚥軟骨是在口咽部的下方，它必須要能承受住食物的重量，這就是為什麼會嚥軟骨必須是硬的構造之緣故。

呼吸道硬結構與軟結構
對於睡覺打呼的影響

在討論硬結構與軟結構對於睡覺打呼的影響之前，我們先來討論一個很常見的問題，我們呼吸時分為兩個動作，吸氣以及吐氣，如雷鼾聲是在吸氣時發生或是在吐氣時發生呢？若您或家人有睡覺打鼾的情形，您可以仔細觀察（若您本身睡覺時會打呼，也可以請您枕邊人或家人幫您觀察），如雷鼾聲何時出現？

現在請您張開嘴巴用力吸氣，以及吐氣來模擬發出打呼的聲音（請您務必實際體會一下，當您親身實際體會過，您就永遠都記得），鼾聲是在吸氣時出現或者是吐氣時出現呢？

很明顯鼾聲是出現在用力吸氣的時候，對嗎？我們再看一個與打鼾發生有關的一個日常生活小常識，冬天天氣寒冷時，晚上睡覺大家都會蓋上厚的棉被來保暖，到夏天天氣炎熱

時，就會換上較輕薄的棉被，而將冬天的厚棉被收藏起來。有些人家中存放收納的空間不大時，很多人會將厚棉被放在一個塑膠袋內，再用一台負壓機器將塑膠袋內的空氣抽吸出來，厚棉被的體積很快就變小而不會占據太多的收納空間（因為塑膠袋以及棉被都屬於軟組織）。

請問，如果您將這個可以抽吸空氣的負壓機器放到木製或鐵製的抽屜內，啟動機器抽吸這些抽屜內的空氣，這些木製或鐵製的抽屜會因此而塌陷扁掉嗎？大家都很清楚，即使您連續抽吸這些木製或鐵製抽屜內的空氣好幾個鐘頭，這些木製或鐵製抽屜卻文風不動？為什麼呢？因為這些木製或鐵製抽屜是屬於硬的結構，這些硬的結構可以對抗負壓，所以即使您使用這個抽吸創造負壓環境的機器好幾個鐘

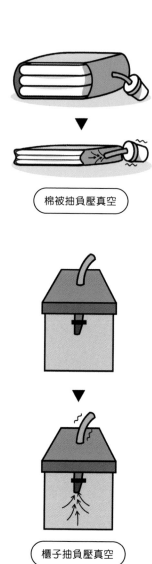

棉被抽負壓真空

櫃子抽負壓真空

硬的結構並不會受到空氣的負壓影響。

頭，這些硬結構的木製抽
屜仍然不為所動。

當我們做吸氣的動
作時，是從肺部的負壓啟
動，接著支氣管、口咽
部、鼻腔陸續出現負壓，
才能將外界空氣吸入，由
於鼻腔、支氣管都是硬的
骨頭構造，所以吸氣時管
腔內的負壓對於鼻腔、支

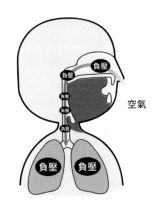

空氣

吸氣是從肺部的負壓啟動，接著支氣管、
口咽部、鼻腔陸續出現負壓。

氣管的管徑大小沒有多大影響，但是口咽部由於都是軟組織，
負壓對於軟組織的管腔就會有影響，負壓會讓軟組織的管腔收
縮變小，除非這個軟組織的管腔有足夠力量來對抗這個負壓。

接著有一個很常見的問題，當人在清醒的時候會不會發
出如雷鼾聲？除非是刻意用力呼吸模仿打呼的聲音，不然一般
人在清醒的時候是不會發出打呼的聲音（這也是為什麼很多睡
覺打呼的人剛開始被枕邊人或室友抱怨時，通常都會先否認的
原因，因為自己從來都沒有聽過自己打呼的聲音）。

為什麼人在清醒時不會發出如雷鼾聲呢？這也是人體奧
妙之處，人為了在清醒時能夠呼吸順暢，所以在人清醒的時

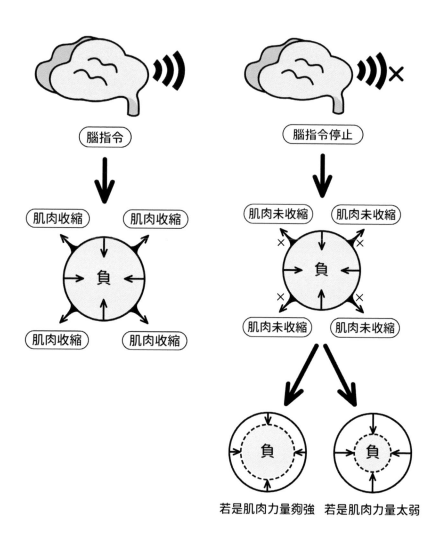

腦指令

腦指令停止

肌肉收縮　肌肉收縮

負

肌肉收縮　肌肉收縮

肌肉未收縮　肌肉未收縮

負

肌肉未收縮　肌肉未收縮

負

負

若是肌肉力量夠強　若是肌肉力量太弱

腦部的指令，在清醒與睡著後的變化。

候，腦部會發出指令叫口咽部相關肌肉收縮來張開口咽部管腔，以對抗口咽部管腔內的負壓，可是一旦入睡後，這個叫口咽部相關肌肉收縮打開口咽部管腔的指令就停止，此時就完全靠口咽部管腔相關肌肉本身的肌肉力量，來對抗吸氣時口咽部管腔內的負壓。

由於沒有肌肉收縮的指令，口咽部的管腔一定會比較狹窄，如果口咽部相關肌肉的力量比較強，口咽部管腔只會稍微變小，因為睡覺時身體新陳代謝變慢，意味著身體對於空氣的需求也降低，只要進入呼吸道所減少的空氣量與身體需求減少的空氣量仍然可以達到一個動態平衡，就不會引發快速用力呼吸而發出如雷鼾聲。

然而，如果張開口咽部相關肌肉的力量太差，當睡著後沒有腦部要求肌肉收縮的指令時，口咽部管徑會縮小太多導致吸入的空氣量與身體需求量有明顯落差時，人就會不自覺快速用力呼吸，冀望能多吸入一些空氣，此時就會引發白努力效應，而發出如雷鼾聲甚至睡眠呼吸中止。

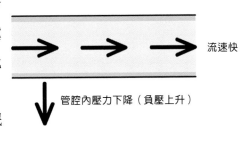

流速快

管腔內壓力下降（負壓上升）

白努力效應：當空氣經過一個管腔時，如果空氣流動的速度增加，管腔內的壓力會下降（負壓增加）。

一步一步的變化結成的果

在本章前面幾節中，我們說過當張開嘴巴呼吸時，口咽部的管腔立刻變得較為狹窄細長，空氣流動速度會加快；懸壅垂／軟顎會向後上方移動，使得懸壅垂／軟顎與口咽後壁之間的距離變短，此處的管徑變小；舌頭會向後移動，使得舌根與口腔後壁的距離變短，舌根處的管徑變小；張開口咽部管腔的肌肉長度變短，肌肉力量下降，口咽部較易塌陷；舌頭無法維持在正常緊貼上顎的位置時，懸壅垂／軟顎因懸空而更容易劇烈震動發出鼾聲。

這些多樣性的變化，在人清醒的時候借助腦部發出叫口咽部管腔張開的指令，還能對抗吸氣時口咽部管腔內的負壓，一旦睡覺後腦部的指令消失，口咽部管腔太過狹窄導致吸入的空氣量遠低於人體習慣的空氣量時，人就會不自覺的加快、加大呼吸，口咽部管腔內的負壓因此增加（自努力效應），在張開口咽部管腔

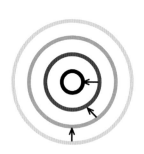

管腔狹窄堵塞其實是一步一步的變化。

的肌肉力量以及舌頭的肌肉力量都衰退而無法對抗這個新增的負壓時，口咽部管腔會更進一步的塌陷變小，直到這個肌肉力量與管腔內的負壓達到一個新的平衡狀態為止。

若兩者一直無法達到平衡狀態（口咽部管腔內的負壓以及張開管腔的肌肉力量），最終口咽部管腔就整個塌陷堵塞，此時空氣將無法進出，呼吸因而中止，因為是在睡眠中發生，所以稱作睡眠呼吸中止。

若這兩者在管腔尚未完全堵塞前就達到一個動態平衡，臨床上就會看到睡覺只會打呼，但是不會發生睡眠呼吸中止，這也說明睡眠呼吸中止是打鼾比較嚴重的一個族群。

因此睡眠呼吸中止並不是一躺下來睡覺立刻發生，而是會先經過睡覺打呼的階段，一步一步的發生。這個一步一步發生的觀念在整個呼吸道管腔狹窄堵塞是非常重要的觀念，不單單是在口咽部（打鼾／睡眠呼吸中止），在鼻腔（鼻塞），以及細支氣管（氣喘）也是一樣，這也是為什麼我所倡導教授的 AirwayFit 呼吸訓練（以俄國菩提格醫師減量呼吸為主軸所發展出來的呼吸訓練）能夠很有效的逆轉過敏鼻塞、氣喘發作的主要原因。

簡單來說，睡覺打鼾／睡眠呼吸中止的發生是起因於張嘴呼吸，以及舌頭位置不正確，導致口咽部管腔變得狹窄細

長，加上口咽部相關肌肉力量下降，導致當入睡時腦部不再發出讓肌肉收縮指令後，口咽部管腔過度狹窄→口咽部空氣快速流動→白努力效應→口咽部管腔內負壓增加→口咽部管腔更加窄小的一步一步惡性循環，最終導致口咽部管腔完全堵塞，空氣無法進出而呼吸中止。這個功能性的變化有時非常快速，這也說明為什麼很多嚴重打鼾者一躺下去睡覺不到 3 分鐘立刻鼾聲大作的原因，其實並不是結構的問題，而是功能上的問題。

我有睡眠呼吸中止的問題嗎？

很多睡覺發出如雷鼾聲者在門診時經常會問，我有沒有睡眠呼吸中止？坦白說在門診時我們無法給一個明確的答覆，因為在醫學上對於睡眠呼吸中止有一個明確的定義，您必須符合定義才能說是有睡眠呼吸中止。

基本上睡眠時呼吸中止的時間必須超過 10 秒鐘，才算是有意義的睡眠呼吸中止，而且睡眠中平均每小時至少要有五次，這種有意義的呼吸中止才能稱作有睡眠呼吸中止。所以原則上要診斷睡眠呼吸中止必須要做睡眠檢查才能確認，做睡眠檢查時會計算一個 AHI 的數值（呼吸完全中止與低量呼吸的綜合數值），原則上 AHI 5-15 算是輕度睡眠呼吸中止，15-30 是中度睡眠呼吸中止，> 30 是重度睡眠呼吸中止。

睡眠呼吸中止發生時，
人是否會因此窒息身亡？

　　記得有一次在早上的門診時，一位中年女士押著她老公前來看診（她老公擺明就是不想來看診，因為他自覺本身健康沒什麼問題），一進診間就急忙說：「曾醫師，你一定要救救我老公，他昨天半夜差點沒命！」經過詳細問診才知道，原來她老公長久以來睡覺時就有嚴重打呼的問題，她也早就習慣在老公的鼾聲中入睡。前夜她醒過來時，老公的鼾聲暫時停止，她的手不小心碰到她老公的鼻孔，突然發現老公竟然沒有氣息，嚇得她立刻用力搖她老公，還好老公很快被她搖醒，因此一早就押著老公前來看診。

　　這個睡眠呼吸中止發作時的暫停呼吸時間至少要 10 秒鐘，但是並沒有固定的標準時間，有些人甚至可以長達 1 ～ 2 分鐘，那麼長的暫停呼吸會不會讓人因此窒息而身亡呢？基本上是不會，因為人都有一個保護自己的機制。當呼吸中止沒有新的空氣進入肺泡時，全身組織細胞並不會因此停止運作，心臟持續跳動，肝臟持續解毒。當腦部細胞的氧氣濃度降低到一個程度時（每個人的濃度數值不同，並沒有一個固定的標準數值，睡眠檢查時會告訴您在睡眠中所出現的最低血氧濃度），

會刺激腦部細胞發出讓口咽部管腔張開的肌肉收縮之指令，將口咽部管腔重新張開，空氣得以重新進入肺泡進行氣體交換，腦部氧氣濃度迅速恢復正常，人再度進入睡眠狀態，口咽部管腔肌肉張開指令消失，又開始新一回合的口咽部管腔狹窄／快速用力呼吸的白努力效應。

睡眠呼吸中止患者
大半無法進入深眠熟睡期

在睡眠時如果用腦電波去測量腦部神經活動，可以分為四個階段，第四階段就是一般所謂的深眠熟睡階段，睡眠呼吸中止的患者在睡覺時大部分處於第一、第二階段，有時候好不容易進入第三階段就可能因為呼吸中止、腦部缺氧而被迫回到第一階段（腦部要重新發出指令讓口咽部管腔張開，讓空氣得以再度進入肺泡完成氣體交換），而嚴重影響睡眠品質。這就是為什麼很多睡眠呼吸中止的患者經常抱怨，明明睡眠時間有 7 ～ 8 小時，應該很足夠，白天還是經常精神不濟、很想睡覺的原因，因為睡眠品質很差。

如何判斷枕邊人發生了
致命性呼吸中止？

當半夜突然發現枕邊人呼吸中止的時候，怎麼知道他只是單純無致命性的睡眠呼吸中止，或者是致命性的呼吸中止（心臟病、腦中風或其他致命病因）呢？

有一個很簡單的初步判別方式，對於睡眠呼吸中止患者而言，應該都會先有睡覺打呼的問題，而且當呼吸中止發生時，還可以觀察到他的胸部或腹部仍然用力想做呼吸的動作；但是其他致命性的呼吸中止，他的胸部或腹部通常也會停止嘗試呼吸的起伏動作，所以一旦發現枕邊人呼吸中止時也沒有嘗試呼吸的動作時，立刻要尋求緊急醫療協助。

KNOW IT！　知識補給站

絕大部分的睡眠呼吸中止是起源於上呼吸道阻塞所引起的呼吸中止，因此都會伴隨有睡覺打呼的問題。另外有少數的睡眠呼吸中止是屬於中樞型的睡眠呼吸中止，此時就不一定會伴隨打鼾，在呼吸中止發生時也不會看到胸部或腹部嘗試呼吸的動作。中樞型的睡眠呼吸中止要做睡眠檢查才能確認，而

且是較少數的患者，因此一旦發現呼吸中止又看不到胸部或腹部嘗試做呼吸的動作時，還是建議當作致命性的呼吸中止，立刻搖醒他們或盡快尋求緊急醫療協助。

處理好發生原因，睡覺不再打呼，自然就不需要治療了

同樣是呼吸道管腔狹窄堵塞，但是如果沒有徹底了解其管腔狹窄堵塞發生的原因，而用同樣的手法去處理其狹窄堵塞，結果就會大不相同。

呼吸道上端的鼻腔、下端的支氣管都是屬於硬的組織結構，其管腔的狹窄堵塞是起因於管腔黏膜的腫脹，所以可以使用藥物來消除腫脹，對於長期慢性的鼻腔黏膜腫脹，也可以考慮採取手術切除腫脹的黏膜來達到讓管腔通暢的目的。

鼻咽部腺樣體、口咽部顎扁桃腺、舌根扁桃腺等腫大也是屬於實體的腫脹，這些腫脹借助手術切除都會有立即且長期的幫助。

然而，口咽部這個因為負壓引起的軟組織塌陷狹窄，如果沿用鼻腔硬組織腫脹引起狹窄的觀念來做手術切除，長期效

果就不太理想。

　　這就是為什麼耳鼻喉科傳統經典大手術雖然將雙側扁桃腺、部分軟顎、整個懸壅垂都切除，創造出一個很大的通氣空間，但是隨著時間過去，很多患者的鼾聲／睡眠呼吸中止又復發的原因，因為它忽略口咽部的管腔狹窄堵塞原因並不是硬結構的腫脹（如鼻塞的原因是硬結構的腫脹），而是軟組織的負壓塌陷，手術並無法矯正這個負壓／白努力效應的惡性循環，因此從呼吸的基礎醫學觀點來看，復發也就不足為奇了。

　　這也是為什麼對於睡覺打呼的處理，我不是著眼於症狀的治療，而是探究發生打鼾的真正根本原因，再去處理發生打鼾的原因，當打鼾的根本原因處理好，您睡覺不再發出如雷鼾聲，既然睡覺不再打呼，您就不再需要去治療打呼的症狀了。

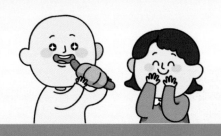

第4章

從根本治療打鼾／
睡眠呼吸中止

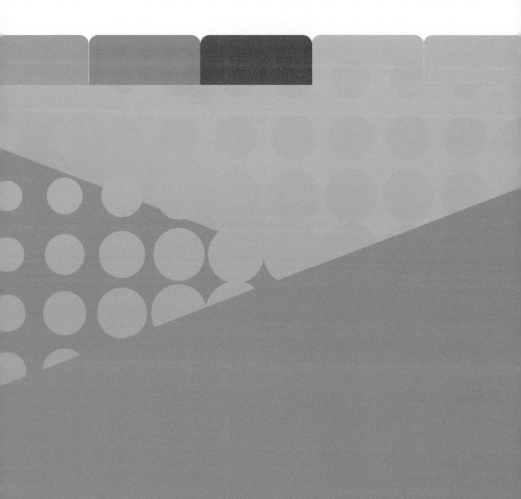

當您或親友有打鼾／睡眠呼吸中止的困擾，想要積極治療時，面對爆炸性的資訊，該如何選取呢？在這一章中，我們將深入淺出介紹各種治療方式，您將會有一個比較清晰的概念來做最後的決定。

症狀治療
與根本治療（預防治療）

　　現代人在身體有病痛的時候，普遍尋求的治療方式為如何用最簡單、快速的方式來「藥到病除」，也就是尋求症狀治療，比較少會花很多時間去探討致病的根本原因，以及花時間去調整生活作息等去做根本治療。一般常見的慢性病，如高血壓、糖尿病、高血脂、失眠、氣喘、腰痠背痛、肥胖等，幾乎都是採取症狀治療為主，也造就這些慢性病患者幾乎都是一輩子與藥物為伍，藥是越吃越多，身體健康卻是每況愈下。

被動式治療只治表面症狀

　　因此，現代人所謂的治療，其實絕大部分是在治療表面的症狀，並沒有觸及為何會發生這些症狀的根本原因；從另一個角度來說，現代人所謂的治療，其實是一種被動式的治療，換句話說，患者幾乎都不用花很多時間來主動做出一些生活習慣的改變，而完全由專業的醫療人員來處理。

　　舉個簡單的例子，如果您有高血壓，醫師處方降血壓的

藥來治療，您只需要張開嘴巴，將降血壓的藥搭配白開水喝下去，短短幾秒鐘的時間，其他什麼事情都不用做，藥丸就能讓您的血壓下降。這種被動式的治療其實就是現代醫療的主流，它主要是針對症狀來處理，醫師及患者的焦點只在於血壓的數字而已，如果血壓的數字不在預期範圍內，醫師就會調整不同的降血壓藥物或者劑量，讓血壓的數字盡量在預期的範圍內，這樣就是成功的治療。

因此被動式的治療，專業醫療人員是主角，他們決定治療方式、如何治療，若是使用藥物治療的話，專業醫師會決定該使用哪些藥物、多少劑量、何時服藥等，而患者只需按照醫師指示，於規定的時間服用哪些藥物以及多少劑量等。

這種被動式的治療，由於只是針對表面上的症狀來處理，所以很多時候都是需要一輩子服用藥物，因為這些治療方式並不是針對造成這些症狀的關鍵因素去處理，所以很難根治。也因此大部分慢性病的治療幾乎都是需要治療一輩子，這些治療的藥物也可說是「有吃有效、沒吃就無效」。

主動式治療
才能根本解決問題

那麼，怎麼樣的治療方式才是主動式的治療呢？主動式

的治療當事人才是主角，醫師只是站在指導、協助的立場，幫助患者找出問題，再針對這些導致病變的因素做全方位的改善。比如造成高血壓的因素並不是單純只有一個原因，舉凡壓力累積、情緒緊張、睡眠品質不佳、缺少運動、飲食油膩、自律神經失調等，都會導致高血壓，而這些因素都不是專業醫師所能掌控的，必須由患者自己花時間去做改善，是專業醫師主導並負全責的被動式治療所做不到的，專業醫師頂多提醒您要注意這些致病因素，很少會教您怎麼做。而這些致病因素也無法靠藥物來解決，比方說您無法藉助藥物來達到等同於運動的效果。

主動式治療的實際案例

我舉一個很常見的例子，這是讓我對於被動式治療與主動式治療有更深感觸的實際例子。當您因為職業的關係受到身體的傷害時，您會如何處理？

這是我在加拿大聽到一位芳香按摩師訴說的親身經歷。在台灣如果一位芳香按摩師因為職業的關係，出現職業傷害而無法繼續工作時，可能會到復健科診所接受復健治療，大家應該都有印象，就是患者躺在床上接受一些被動式的復健治療（如電療、熱敷、牽引等），還可以一邊接受治療，一邊看電

視、滑手機或聽音樂，對嗎？

　　但是在加拿大，這位芳香按摩師告訴我，她雖然可以申請職業傷害的薪資補助，但是必須接受兩個月的復健治療，她所接受的復健治療是主動式的治療，而不是被動式的治療，她說這兩個月的復健治療簡直比她平常上班時還要辛苦，為什麼呢？因為加拿大的復健治療師先花時間了解她職業傷害的原因後，針對她平常的動作為她設計了一系列的主動式復健治療計畫，包括姿勢、肌肉強度訓練等，這個主動式訓練除了緩解她原本的職業傷害外，更重要的就是確保她重新回到職場後，不會因為相同原因再次受傷。

　　這種主動式的治療，患者必須親自執行這個訓練計畫，復健師只是從旁協助、教導，治療計畫的成敗與否完全繫於患者本身，這就是針對發生問題的根本原因去處理，而不單純舒緩表面症狀而已。

　　而我們平常躺在床上接受的復健治療或者去按摩店接受的筋骨按摩，基本上都是屬於舒緩表面症狀的被動式治療，所以當下感覺症狀緩解，但是沒多久又有這些筋骨不適的症狀，因為根本的問題沒有解決！（其實台灣現在也有一些復健治療師在做主動式的復健，但是還沒有蔚為風潮，畢竟主動式的復健治療需要患者主動練習。）

我不治療打鼾，
而是輔助您「主動式自療」

其實目前常見的一些慢性疾病，例如高血壓、糖尿病、高血脂、頭暈、失眠等，大部分都可以藉助調整生活習慣來改善，而不需藉助藥物。主流醫學藉助藥物來治療這些疾病，其實只是控制表面的症狀，並沒有真正治療好這些疾病。相反的，如果您將這些「疾病」視為功能性的問題，積極主動的調整生活習慣，您才能真正地遠離、預防這些所謂文明病的發生，而不需要去接受一輩子的藥物治療了。

這就是為什麼對於一些受打鼾／睡眠呼吸中止困擾而前來門診就診的患者，在詢問病史以及檢查後，我常對他們說，「我不治療打鼾」，很多人聽了後不禁愣住，我接著說，但是我會用一堂課的時間，從呼吸生理學以及解剖學的角度，讓您了解打鼾／睡眠呼吸中止發生的真正關鍵因素，我會教您如何強化呼吸道的功能，來預防打鼾／睡眠呼吸中止的發生，既然沒有打鼾的症狀，當然您就不需要治療了。

所以，您要選擇接受傳統被動的疾病治療方式（一輩子都需要接受治療），或是您要選擇主動掌握自己的健康（徹底遠離這些疾病的困擾），就由您自己來決定！

現代主流醫學的
治療方式

　　現代主流醫學治療睡覺打呼/睡眠呼吸中止有三個專科，看似觀點不同，但實際上都是在處理口咽部的塌陷狹窄，可惜到目前為止都不太令人滿意。而美國 FDA 於 2014 年核准上市的舌下神經刺激術無疑是嚴重打鼾/睡眠呼吸中止患者的新希望，無論在手術副作用、長期療效都讓人刮目相看，它的基本作用原理，也正呼應我們的基本觀點，那就是舌頭在睡覺打鼾/睡眠呼吸中止的發生原因上，扮演著非常關鍵的角色。

　　根據目前醫學研究報告，打鼾/睡眠呼吸中止時發生呼吸道阻塞最常見的部位就在口咽部，而如雷鼾聲的聲音來源則主要來自懸雍垂的快速震動。傳統上，耳鼻喉科醫師認為懸雍垂（uvula）、軟顎（soft palate）是問題之所在，所以用手術切除這些部位來解決問題；牙科醫師則認為舌頭才是問題之所在，所以他們借助止鼾牙套將舌頭往前移動來改善睡覺打鼾/睡眠呼吸中止；而胸腔科醫師則不管口咽部到底是哪裡阻塞，反正只要用正壓將空氣打入呼吸道就可以將口咽部的阻塞部位

撐開，達到緩解睡眠呼吸中止的目的。

　　即使每一個領域的專科醫師對於打鼾／睡眠呼吸中止的
觀點不同，但解決打鼾／睡眠呼吸中止的基本出發點都一樣，
那就是想辦法將口咽部的狹窄阻塞部位打通，想辦法讓空氣得
以順暢經過口咽部以避免引發快速用力呼吸。其實這就是現代
醫學很典型的被動式治療，完全針對如何解決臨床症狀，完全
由醫師主導治療方式。

耳鼻喉科的治療

　　傳統上耳鼻喉科醫師認為上顎後空間狹窄（retro-palatal
space）、懸壅垂與咽後壁的距離較短，是造成口咽部管腔狹
窄而引發打鼾的主要原因，而且如雷鼾聲最主要也是起因於懸
壅垂的快速震動。

　　因此日裔美籍的 Fujita 醫師在 1981 年於美國耳鼻喉科醫
學會的官方醫學期刊發表一篇研究報告〈surgical correction
of anatomic abnormalities in obstructive sleep apnea syndrome:
uvulopalatophryngoplasty〉，這個直到現在都是耳鼻喉科醫師
處理睡眠呼吸中止的經典手術（UPPP）提到，將兩側的扁桃
腺、部分軟顎以及整個懸壅垂都切除來治療睡眠呼吸中止，手
術後患者張開嘴巴就可以看到上顎有一個很大的半月形缺口

（見下圖），由於手術切除的部位很大，手術創造出來的空間當然也很大，因此就解決了懸壅垂部位的口咽部管腔阻塞問題，再加上原本發出如雷鼾聲的聲音來源（懸壅垂）也被整個切除，當然手術後就不會再發出如雷鼾聲了。

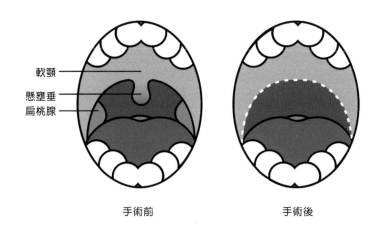

手術前　　　　　　　　手術後

耳鼻喉科經典大手術後，張開嘴巴可見一個半月形的大缺口。

　　理論上聽起來似乎無懈可擊，手術後患者的臨床症狀不論是睡覺打呼或者睡眠呼吸中止的確也都獲得明顯改善，然而好景不常（我現在經常對患者說，手術治療基本上是沒有保固

期，換句話說，執行手術的醫師不敢保證手術能完全根治，手術後都不會再發生打鼾以及睡眠呼吸中止），有些患者過了半年、一年、兩年後又再度發出如雷鼾聲，再度出現睡眠呼吸中止，這是什麼原因呢？很多患者會問：是否原本被手術切除的軟組織又再度增生肥大呢？是否可以再度手術切除呢？

很抱歉，這些被切除的軟組織一輩子也無法再生長回來，既然這些軟組織沒有再度增生造成口咽部管腔狹窄，而且發出鼾聲的聲音源頭，也就是懸壅垂被切除後也沒有再長出來，那是什麼原因又讓人睡覺時重新鼾聲如雷呢？

除了鼾聲復發外，這個大手術（UPPP）還有一個擾人的副作用，也是最讓患者苦惱的問題，就是患者手術後吃東西吞嚥時，因為隔開鼻咽部與口咽部的懸壅垂被割掉，使得吞嚥時，有部分食物可能會向上逆流到鼻咽部（鼻腔的最後端），而讓人痛苦萬分，更慘的是一旦發生這個副作用，將伴隨您一輩子。

目前耳鼻喉科的手術治療觀念，就是嘗試找出上呼吸道哪個部位狹窄，然後借助手術將狹窄部位變大，所以關於打鼾／睡眠呼吸中止的手術從鼻腔開始（下鼻甲部分切除及鼻中膈彎曲矯正）、往下到懸壅垂／軟顎／扁桃腺（上述傳統的大手術）、舌頭（既然舌頭向後墜而堵塞口咽部，就開刀將舌頭往

前拉，或者在舌根部位打些小隧道讓空氣得以流過）等；還有醫師想到，既然懸雍垂以及軟顎的快速振動，是如雷鼾聲的聲音來源，那就在懸雍垂內注射一些硬化劑（有些醫院稱之為打鼾的支架療法），讓軟顎及懸雍垂不會快速振動來改善如雷鼾聲。

面對患者手術後效果不理想，有些醫師在深入觀察後發現，其實睡覺時呼吸道發生塌陷阻塞的部位不一定每個人都相同，而且很可能有好幾個部位，所以當手術解決某些部位的塌陷狹窄後，其他原本次要的部位漸漸變成主要塌陷狹窄部位，導致手術後打鼾／睡眠呼吸中止的症狀又復發。

接著也有醫師發現，傳統上用內視鏡檢查患者的呼吸道，觀察哪些地方發生狹窄來決定手術的部位也有一些問題，因為當患者清醒的狀態下，其呼吸道的肌肉張力與睡眠放鬆時的肌肉張力可能是不同的，也因此在清醒狀態下做內視鏡檢查與睡眠狀態下的檢查不見得會一樣。

換句話說，根據患者清醒狀態下內視鏡檢查的結果決定手術部位，有時是錯誤的，也難怪手術效果不理想。因此現在已經有些積極的耳鼻喉科醫師，會使用藥物讓患者睡著後，再用內視鏡去檢查患者的呼吸道，根據睡著時的檢查結果來決定手術的方式。

方向錯誤時，
再優秀的人才也無法真正解決問題

　　為什麼耳鼻喉科施行的這些手術，不論是鼻腔、口咽部、舌頭的手術，長期效果都無法令人滿意，最重要的原因就是沒有找到發生打鼾的真正關鍵，當方向錯誤時，再優秀的人才也無法真正解決問題。因為全世界絕大多數的耳鼻喉科醫師都被 UPPP 這個經典大手術給誤導了方向，這麼多優秀的人才都以 UPPP 這個經典大手術為中心，鑽研各種修正手術來企圖獲得更佳的治療效果，卻忽略、甚至漠視一個很簡單的根本原因，那就是張嘴呼吸。

　　只要張嘴呼吸，懸壅垂自動向後上方移動，就會造成懸壅垂部位的口咽部管腔狹窄；只要張嘴呼吸，舌根自動向後移動同時舌頭肌肉力量衰退，就會造成舌根部位的口咽部管腔狹窄，所以真正的關鍵是在於張嘴呼吸以及舌頭的肌肉力量，只要改善這兩點，就可以避免睡覺打呼甚至睡眠呼吸中止。如果不注意這兩點，不論是根據影像檢查或者睡眠內視鏡檢查再去開刀，都無法真正解決問題。

　　我的止鼾秘訣就在這個很簡單、卻很重要的觀念上，隨著 2018 年舌下神經刺激術的五年長期追蹤報告證實其長期功

效後，舌頭肌肉力量的功能開始慢慢被重視，我的止鼾祕笈也就有了更強的臨床實證。

即使短期療效很好的耳鼻喉科經典大手術 UPPP 都無法保證能一勞永逸的根治睡覺打鼾／睡眠呼吸中止，其他比較簡單的小手術當然也無法長期有效的解決打鼾／睡眠呼吸中止，很多標榜解決鼻塞的止鼾手術也是一樣，詳細資訊請參閱本章第 9 節〈鼻塞治療〉。

牙科與胸腔科的治療

牙科醫師藉著牙套讓舌頭及下顎往前拉，避免舌頭在睡覺時往後墜而堵住口咽部；胸腔科或睡眠專科醫師建議患者睡覺時戴面罩，再透過陽壓呼吸器，藉助強大的空氣壓力（類似空氣壓縮機 air compressor 的原理）強迫阻塞的呼吸道張開，都是基於同樣的觀念，也就是只要將阻塞的呼吸道打通，自然就可以解決因為呼吸道阻塞引起的打鼾／睡眠呼吸中止了。牙套與陽壓呼吸器對於打鼾／睡眠呼吸中止的改善的確有相當程度的效果，缺點是患者的接受度不高，一方面是因為使用時的不舒服，一方面也是因為它無法真正的治療打鼾／睡眠呼吸中止。

牙套與陽壓呼吸器的使用，可說是「有用有效，沒用就

無效」。換句話說，您得一輩子使用，無法使用一段時間後，就治療好打鼾／睡眠呼吸中止，它們也無法阻止打鼾／睡眠呼吸中止的逐年惡化。醫學研究報告證實，不管是完全未治療的睡眠呼吸中止患者與持續使用陽壓呼吸器的患者，在幾年之後重作睡眠檢查，發現兩組患者的睡眠呼吸中止程度都惡化，持續使用陽壓呼吸器的患者並未有較佳的表現。

可見牙套與陽壓呼吸器，只是表面上改善症狀，其實並沒有根治的治療效果，這也是為什麼很多患者寧願忍痛開刀，寄望能真正治療好打鼾／睡眠呼吸中止的原因。

創新的手術療法：舌下神經刺激術 （Hypoglossal nerve stimulation）

由於傳統的耳鼻喉科大手術雖然短期效果很好，然而長期療效不佳（復發率高），而且術後傷口的劇烈疼痛讓很多患者心有餘悸，同時又要面臨因為懸壅垂被切除後在吞嚥進食時，可能發生食物向上逆流到鼻咽部的痛苦經驗，終於有些醫師注意到只要舌頭能往前移動，口咽部管腔就會變大，而發展出舌下神經刺激術。

它是藉助一個醫療儀器發出神經傳導訊息刺激舌下神經，讓舌頭收縮向前移動，這個神經刺激術是在頸部做一個小

手術，植入一個儀器（包括一個偵測呼吸動作的監測器、發出刺激電流的機器主機以及釋放電流到舌下神經的導片），睡覺時用遙控器開啟機器，當機器偵測到人要吸氣時，就會有微弱電流刺激舌下神經，讓舌頭收縮，當舌頭收縮時就會向前移動而使得口咽部管腔變大，來避免因為管腔狹窄引發快速用力呼吸，而達到治療打鼾／睡眠呼吸中止的功效。

這個舌下神經刺激術的研究報告到目前為止都算是成功且安全，即使手術後五年的長期追蹤報告都證實手術五年後仍然有很好的治療效果而且安全（並無舌下神經受損的現象），而不會像傳統耳鼻喉科經典大手術（將雙側扁桃腺、部分軟顎以及整個懸壅垂切除）的長期手術效果不佳。

在目前所有治療睡覺打鼾／睡眠呼吸中止的方法中，不論是安全性、舒適性、有效性、患者長期接受度，舌下神經刺激術都算是表現最傑出的治療方式。美國 FDA 是在 2014 年通過美國一家公司的上市許可（單側舌下神經刺激術），歐洲有一間公司於 2020 年 6 月剛通過美國 FDA 的臨床試驗申請（雙側舌下神經刺激術），但是很可惜，台灣到目前為止尚未引入這項手術及裝置（這項手術費用估計大約台幣數十萬元）。

從舌下神經刺激術優異的治療效果，我們來檢視一下它的基本作用原理，其實它的基本作用原理很簡單，那就是當睡

覺吸氣的時候，讓舌頭收縮往前移動，為什麼舌頭收縮往前移動會有那麼大的功效呢？

因為當舌頭用力收縮向前移動時，舌根部位的口咽部管腔就變大，當口咽部管腔變大時就不會引發快速用力呼吸，當口咽部管腔沒有快速的空氣流動時，就不會引發負壓→白努力效應→管腔一步一步縮小的惡性循環，而引發睡覺打呼／睡眠呼吸中止。

而這個舌頭收縮的功效竟然比陽壓呼吸器的效果更好，對於一些無法使用陽壓呼吸器，或者使用陽壓呼吸器仍然沒有明顯改善的患者，也都能達到明顯的治療效果，正代表著舌頭的肌肉力量確實在睡覺打呼／睡眠呼吸中止扮演舉足輕重的地位，這也就是為什麼我從基礎醫學角度研究睡覺打呼／睡眠呼吸中止時，才發現耳鼻喉科傳統上將焦點放在懸壅垂／軟顎是走錯了方向。

止鼾運動主要就在
訓練強化舌頭及嘴唇的肌肉力量

同樣是將舌頭往前移動，為什麼舌下神經刺激術有很好的效果，而牙科常用的止鼾牙套效果卻沒有那麼好呢？這在於舌下神經刺激術是刺激舌頭肌肉的收縮，這個神經刺激的肌肉

收縮力量會比單純將舌頭被動式的往前移動效果強大很多，而且也比較不會讓舌頭的肌肉疲乏僵硬。

這也就是為什麼我們所研發設計的止鼾運動主要在於訓練強化舌頭以及嘴唇的肌肉力量，因為這兩個肌肉力量是否健壯，正是決定睡覺是否會出現打呼／睡眠呼吸中止的關鍵因素，舌頭肌肉力量從舌下神經刺激術的優異治療效果可以充分說明，而嘴唇肌肉力量對於睡覺時是否能輕鬆閉上嘴巴經鼻腔呼吸又扮演重要角色。

所以只要您的舌頭隨時都能保持在正確的休息位置，睡覺時舌頭仍然能維持在正確的休息位置，也就是舌頭整個貼到上顎，代表舌頭的力量是夠的，再加上當舌頭擺在正確休息位置時，口咽部管腔會變大，且嘴巴一定是閉上的，您即使沒有接受這項功能強大的舌下神經刺激術，睡覺時也能安靜無聲。

其他療法

　　由於打鼾／睡眠呼吸中止的人口日益增加，根據長庚醫院 2008 年的台灣本土調查，將近一半接受調查者有打鼾的問題，也因此關於治療打鼾的器材和方法琳瑯滿目，在此僅簡短介紹一些常見作法。

睡覺側躺

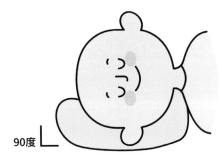

90度

90 度側躺，可以改善睡覺打呼。

　　有很多鼾聲如雷者的枕邊人經常觀察到一個現象，如果打呼者側躺睡覺時，打呼聲量就降低，甚至沒有聲音，但是只要回到仰睡姿勢，鼾聲又起。很多的醫學研究報告也證實這點，單純睡覺側躺就可以改善睡覺鼾聲約六成，這是什麼道理呢？仰睡容易打呼而側躺較不易發出鼾聲，最主要的原因在於舌頭的位置及舌頭的肌肉力量。當仰睡時，舌頭正好位於口咽部的上

方，如果舌頭的肌肉力量較差，因為重力的關係，舌頭容易向下滑動，剛好就會將口咽部的管腔給堵塞住，使得口咽部管腔變窄，尤其是當張嘴呼吸時，舌根本來就已經向後移動到口咽部的管腔中，這兩個因素相加，口咽部管腔就會更加狹窄阻塞。而當側躺睡覺時，舌頭的下方還是在口腔內而不是口咽部，所以即使舌頭的肌肉力量差，因為重力的關係往下掉，舌頭也還是在口腔內而比較不會影響口咽部的管腔大小，但是這種情況必須在頭側躺 90°的角度下才成立。如果頭部側躺不到 90°的角度，舌頭還是多少會下滑到口咽部，其下滑到口咽部的程度取決於頭部側躺的角度及舌頭肌肉的力量，張嘴呼吸又會加強其舌頭下滑到口咽部的程度。很多人接著會問一個問題，睡覺時到底右側躺好或者是左側躺好？基本上沒有一個標準答案，完全因人而異。如果想確知您採取哪一種姿勢可有效防止睡覺鼾聲，一個方法是讓您的枕邊人一夜不睡來觀察（這個在實務上比較困難），另一個方法則是做睡眠檢查，睡眠檢查報告通常會提供側躺時打鼾／睡眠呼吸中止之狀況。

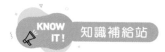

知識補給站

當晚上睡著以後，要能確保一直維持側睡，有一個

很簡單的方法，您可以找幾個網球的練習球放在一個洗衣袋內，在就寢時將裝著 7～8 顆網球的洗衣袋綁在腰部，並且讓洗衣袋置於背部，此時因為背後有幾個網球會自動阻止您仰躺，您就可以一整晚都保持側躺的姿勢而舒緩睡覺打鼾／睡眠呼吸中止的症狀。

晚上睡覺打呼／睡眠呼吸中止者是否就從此無法仰躺睡覺呢？如果您能做到我們建議的：閉上嘴巴、強化口咽部及舌頭的肌肉力量，讓舌頭擺放在正確的休息位置、輕柔緩慢的呼吸，您仍然可以仰躺睡覺也不會發出惱人的鼾聲。

止鼾枕

很多人經常在問，市面上販售的止鼾枕到底對緩解睡覺打鼾有沒有幫助？雖然我遇過很多來參加止鼾課程的學員，抱怨他們曾經使用止鼾枕，但是都沒有什麼效果。然而止鼾枕對於舒緩睡覺打鼾還是有一定的幫助，不過您也不要抱太大的期望，以為只要買個止鼾枕回家睡覺，晚上睡覺就可以安靜無聲，因為它的功效其實還不如側躺。

止鼾枕的設計原理也是根據人體呼吸道的解剖生理變

化，從下圖的左側可見當人平躺仰睡的時候，舌根會向後墜而堵塞口咽部管腔，如果用手將下顎往上拉，可見口咽部的呼吸

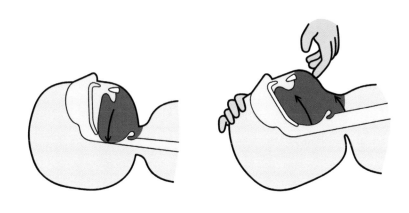

下巴向上時，呼吸道較暢通，可以改善打呼。

道管腔就會被打開（上圖右側），這個姿勢就是平常要幫人急救做人工呼吸時的姿勢，也是在醫院幫患者上全身麻醉做氣管插管時的姿勢。止鼾枕的設計基本上也是依循這個原理，止鼾枕在靠近頸部的位置會比較高，讓下顎向上移動打開口咽部的管腔，空氣流動會比較順暢。如果沒有使用專門的止鼾枕，只要您使用的枕頭能讓下巴向上移動，甚至使用毛巾、小棉被、衣服等放在頸部下方讓下巴向上移動，都可以達到類似止鼾枕的功效。雖然您選購使用了止鼾枕，如果睡覺的時候仍然張嘴

呼吸，呼吸空氣量大，那麼止鼾枕仍然無法讓您一夜寂靜無聲，您也將感受不到止鼾枕的好處。因為當張嘴呼吸時舌根下墜到口咽部造成的堵塞，將超過止鼾枕帶來的口咽部管腔張開的效用，也就不會感受到止鼾枕的好處。

鼻腔擴張器（nasal dilator）

市面上有一些鼻腔擴張器號稱可以有效改善睡覺打呼，也有一些使用者聲稱在使用後的確睡覺時就安靜無聲了，這個產品到底效果如何呢？我們先看看這個產品的基本作用是什麼，就可以了解它的功效如何。

空氣進入鼻孔的第一個空間就是有鼻毛的鼻前庭區，接著會經過整個鼻腔最狹窄的區域：鼻閥門區（nasal valve），然後才會進入真正的鼻腔通道。鼻腔擴張器的主要作用就在於擴張鼻閥門區，讓鼻閥門區的管徑變大一些，使更多的空氣得以進入鼻腔。

您可以簡單做一個測試來了解鼻腔擴張器對您是否有幫助。您可以將雙手中指先輕輕壓住鼻孔兩側的皮膚，然後往兩側眼睛側邊的方向移動，如果此時您感覺呼吸量馬上變大，呼吸變得很順暢，那麼鼻腔擴張器對您的鼻腔通氣量會有改善，如果您睡覺時能閉上嘴巴經鼻腔呼吸，您睡覺打呼就會改善；

但是如果仍然張開嘴巴呼吸，那麼鼻腔擴張器對於睡覺打呼的改善就有限。

止鼾頭套、止鼾膠布

止鼾頭套與止鼾膠布的作用都是讓人睡覺時能夠閉上嘴巴經鼻腔呼吸，止鼾頭套是用一個有彈性的帶子將下巴往上拉來閉上嘴巴，而止鼾膠布則是直接將嘴唇閉住。

從作用原理以及實務運用上來看，止鼾膠布的效果會比止鼾頭套效果好很多，如果選擇品質好的止鼾膠布且正確使用，可以確保晚上睡覺時嘴唇都保持在閉合的狀態，再加上鍛鍊舌頭及口咽部肌肉力量，讓舌頭能夠維持在正確位置，就可以避免睡覺時發出如雷鼾聲。而止鼾頭套比較不容易整晚維持嘴巴都閉上，因為只要嘴唇、下顎稍微用力就可以將嘴巴

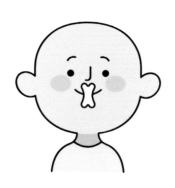

張開，如果止鼾頭套調得較緊，上、下牙齒密合接觸就形成牙關緊閉，讓人處於比較緊張狀態而影響睡眠品質。關於止鼾膠布的進一步資訊，請參考第 5 節〈閉上嘴巴〉。

使用閉嘴膠布貼上嘴巴睡覺可避免張嘴呼吸。

四步止鼾

您還因為如雷鼾聲晚上睡覺時被趕出房門？讓資深耳鼻喉科醫師教您每晚只需要短短 10 分鐘，就能讓「伴侶很滿意」，而重回雙人枕頭！

在第 3 章破解打鼾時我們詳細解釋過，睡覺打鼾／睡眠呼吸中止的最重要關鍵為第一：快速用力呼吸、第二：口咽部管腔狹窄、第三：張嘴呼吸。那麼我們反向來處理，首先要養成閉嘴呼吸的習慣，其次是讓口咽部管腔暢通（鍛鍊舌頭肌肉力量，讓舌頭擺放在正確的休息位置），剩下少數已經習慣大量呼吸的人，建議練習放鬆減量呼吸訓練，借助輕柔緩慢呼吸，來達到終結睡覺打鼾的困擾。

下述就是我們精心研究，簡單又有效的止鼾四步：

第一步：閉上嘴巴

根據我的臨床經驗以及醫學研究報告，九成以上鼾聲如雷者睡覺時幾乎都是張開嘴巴，所以只要您睡覺時將嘴巴閉

上，經鼻腔呼吸，打鼾至少可以改善五成以上。打鼾程度較輕者，只要睡覺時閉上嘴巴，晚上睡覺幾乎就不會再發出惱人的鼾聲，較嚴重鼾聲的發生頻率以及音量也會大幅降低。所謂張開嘴巴是指上、下嘴唇沒有密合接觸，即使嘴唇分開不到半公分，也算是張嘴呼吸。

第二步：止鼾運動

晚上睡覺前只需要短短的 10 分鐘，連續作五次的止鼾運動，鍛鍊舌頭力量，讓舌頭能輕鬆擺放在正確位置，再搭配止鼾第一步的閉上嘴巴，八成以上的如雷鼾聲很快就能獲得改善，讓您的枕邊人滿意，改善婚姻關係。但請務必記住，第二步成功的前提在於確實做到第一步：閉上嘴巴，若仍然張開嘴巴睡覺，舌頭必定掉到口腔底部，絕對無法放在正確位置，第二步的功能就無法發揮。

第三步：脈動洗鼻

如果您因為長期鼻塞、鼻涕倒流而無法順暢經鼻腔呼吸，建議您每天使用脈動式洗鼻器清洗鼻腔，清除鼻腔以及鼻咽部的分泌物，讓鼻腔得以順暢呼吸，而能閉上嘴巴，發揮止鼾第一步的功效。

第四步：輕柔呼吸

　　請注意鼾聲如雷者睡覺時的兩大特點：張開嘴巴、用力呼吸。您絕對找不到一位鼾聲如雷者是輕柔呼吸的。如果您能習慣緩慢輕柔的呼吸，即使呼吸道稍微狹窄，睡覺時也不會打鼾。對於同時合併有鼻塞困擾的打鼾族群，強烈建議您同時練習放鬆減量呼吸，不需要藥物或手術，大部分患者在短短一、兩個月就可以重新恢復鼻腔順暢呼吸。

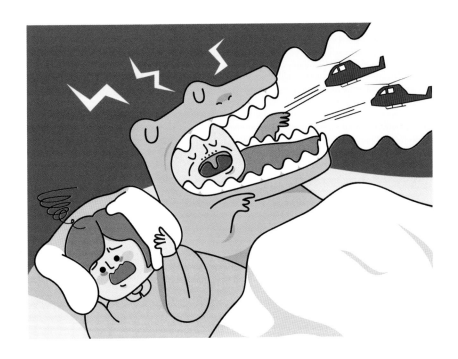

閉上嘴巴

　　什麼！張嘴呼吸是導致現代人睡覺打呼的真正元凶！很多人覺得不可思議，竟然那麼簡單？我經常在門診提醒患者要閉上嘴巴呼吸，但是話才說完沒多久，很多患者又不自覺的張開嘴巴呼吸！！不自覺的張嘴呼吸其實已經快變成全民運動了。如果您想徹底擺脫睡覺打鼾，這個很不起眼、很簡單的小動作，是您第一個要調整的習慣，閉上嘴巴呼吸絕對是避免睡覺打呼第一件要做到的事情。

　　在第 3 章〈破解打鼾〉的文章，我已經詳細的說明睡覺時張嘴呼吸與打鼾有著密切的關聯，張嘴呼吸甚至是誘發打鼾的關鍵因素。醫學研究報告也證實，晚上睡覺時如果用閉嘴膠布強迫將嘴巴閉上、用鼻腔呼吸的話，睡覺打鼾以及睡眠呼吸中止都能迅速獲得明顯改善。

　　而在門診時，我也經常聽到陪伴打鼾者前來看診的枕邊人提到：「如果我用手將他張大的嘴巴閉上的話，他的如雷鼾聲就會停止。」而絕大部分描述睡覺打鼾的圖片或影片，睡覺

打鼾的主角幾乎都是張大嘴巴在呼吸。所以睡覺打鼾時張大嘴巴呼吸，已經是很多人都認知的一種常識。每當我向因打鼾來就診者提到張嘴呼吸會引發睡覺打鼾時，很多人立即提出一個問題：「我睡著後怎麼知道我是否張嘴呼吸？睡著後怎麼做到閉上嘴巴呼吸？」

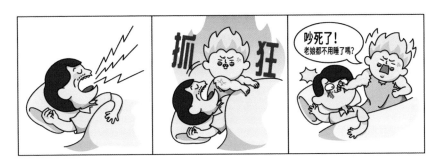

枕邊人是張嘴呼吸發出如雷鼾聲的最大受害者。

如何做到睡覺時閉上嘴巴呼吸？

要能夠在睡覺時確定閉上嘴巴經鼻腔呼吸，有兩點要注意：

❶ 在白天清醒的時候，就要養成閉上嘴巴經鼻腔呼吸的習慣。

❷ 強化嘴唇的肌肉力量。

在白天養成閉上嘴巴，經鼻腔呼吸的好習慣

「如果在白天清醒的時候，會不自覺的張嘴呼吸，那麼晚上睡覺時幾乎都會張嘴呼吸」，這是我經常在門診時對患者說的一句話。現代人不自覺張嘴呼吸的情況越來越普遍，而且多半自己也沒意識到這點，因為當我在門診提醒患者除了說話及進食外，嘴巴都要閉上經鼻腔呼吸時，經常有患者立即回答「我平常都是閉上嘴巴用鼻子呼吸的呀」，有些時候我會直接用手機拍攝患者的嘴唇再當場將圖片給患者看，讓患者了解其實他們經常張嘴呼吸而不自知。

所謂的張嘴呼吸，其實並不是嘴巴要張開很大，而是只要上、下嘴唇沒有完全閉合，只要上、下嘴唇之間有空隙，即使只有不到半公分的距離，就算是張嘴呼吸。當您張嘴呼吸時，除了呼吸的空氣量變大之外，舌頭的位置會下滑（從原本應該貼到上顎的位置立即下滑到口腔底部），舌根也會自動往後移動，使得口咽部的管腔變小，同時包括舌頭在內很多口咽部的肌肉力量也逐漸衰退，當這些肌肉力量變差之後，睡覺仰躺時，就不容易抵擋舌頭肌肉因為重力關係而向下墜，導致口咽部呼吸空間更加狹窄，而引發睡覺打呼。

而且當吞嚥口水的時候，因為口腔內充滿很多空氣，也

會吞入更多的空氣到腸胃中而影響腸道內的細菌生態。

　　要如何才能養成在白天清醒的時候，也能閉上嘴巴、呼吸順暢呢？這要分兩個層次來討論，一是平常有鼻塞的問題。若您平常有鼻塞的問題，請參考第9節〈鼻塞治療〉；另一個層次是平常並沒有鼻塞的問題。其實絕大部分不自覺張嘴呼吸的人，並沒有鼻塞的問題，純粹只是習慣，為什麼會養成張嘴呼吸的習慣呢？下述這些情況是現代人經常不知不覺中養成張嘴呼吸的習慣的原因，請您務必注意，並且做出調整：

　　❶ **說話時的呼吸**：說話時不自覺的張嘴呼吸是導致現代人習慣張嘴呼吸很重要的因素之一，您可以觀察周遭人在講話時的呼吸方式，您也可以打開電視看看談話節目中高談闊論的名嘴講話時的呼吸方式，現在連很多的電視新聞主播在播報新聞時也都是張嘴呼吸。

　　從現在開始，請務必注意在說話要換氣的時候，將嘴巴閉上經鼻腔呼吸，剛開始您可能會感覺不習慣，說話的速度會變慢，等到習慣閉上嘴巴經鼻腔呼吸來說話時，您就會說得比較自然，速度也會慢慢恢復。

　　您可以拿一本書隨便唸一篇文章，先將說話速度放慢一些，每逢逗點或句點，就閉上嘴巴經鼻腔呼吸後再繼續唸下去。先注意養成說話時閉上嘴巴經鼻腔呼吸的習慣，再慢慢將

一口氣持續說話的時間拉長到您可以承受的時間再做閉嘴經鼻腔呼吸的動作，這樣逐步練習，就可以養成在說話時仍然閉上嘴巴經鼻腔呼吸。

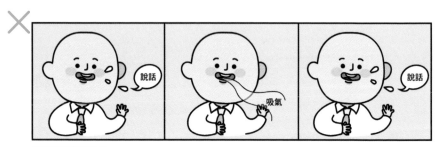

說話時張嘴呼吸。

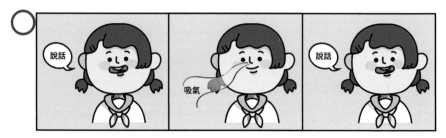

說話時閉嘴呼吸。

❷ **進食時的呼吸**：進食時張嘴呼吸也是現代人另一個不自覺養成張嘴呼吸習慣的原因，而且是從小就不知不覺養成的習慣。理想中健康的進食方式為當食物要送進口腔時才張開嘴巴，在食物進入口腔後，就應該閉上嘴巴。食物藉助牙齒的撕

咬、磨碎，以及唾液的輔助分解，成為乳糜狀後再吞嚥進入食道以及胃當中做後續的消化作用。從消化生理學的觀點來看，進食的時候「食不語」以及「細嚼慢嚥」是相當重要的。

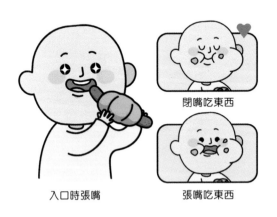

閉嘴吃東西

入口時張嘴

張嘴吃東西

現代人進食的時候，很多人已經忘記了這兩點古人關於進食的訓示，現代人的兩種進食情況：一邊吃飯一邊聊天、吃飯快速狼吞虎嚥，都免不了張嘴呼吸，而不知不覺養成張嘴呼吸的習慣。

❸ **避免露齒而笑**：當一群朋友出外遊玩要拍一張團體照的時候，總會有人鼓舞大夥張大嘴巴開懷大笑，似乎露齒而笑才足以表示心情愉快，玩得高興。有別於以往的閉嘴微笑，現代人流行露齒開懷大笑，也因此造就牙齒美白的火紅生意。當

您露齒而笑的同時，您也不知不覺的養成張嘴呼吸的習慣。所以，當大夥要張嘴開懷大笑時，記得張嘴的時間不要太久，以免養成張嘴呼吸的習慣。

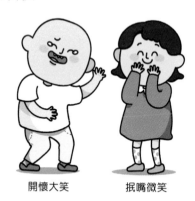

開懷大笑　　　　　抿嘴微笑

❹ **鼻炎**：現代人居住環境的空氣品質日益惡化，導致現代人過敏性鼻炎或其他各種急、慢性鼻炎的發生率都較一百年前高，當鼻炎發作時，由於鼻腔呼吸不順暢，很多人自然會張開嘴巴呼吸，久而久之就養成張開嘴巴呼吸的習慣，因此即使鼻炎沒有發作時，也已經習慣張開嘴巴呼吸了。

❺ **運動時張嘴呼吸**：快走及慢跑是現代人最普遍的運動，然而做快走或慢跑時，很多人都會不自覺的張嘴呼吸，甚至有不少人會覺得沒有張嘴呼吸就表示還沒有盡全力快走或慢跑，只有張嘴呼吸才能顯現已經盡全力跑步的觀念由來已久，很多人從小就被灌輸這個似是而非的觀念而習以為常。

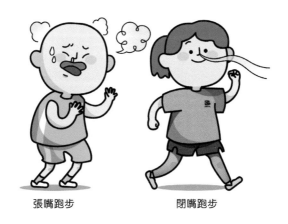

張嘴跑步　　　　　　　　閉嘴跑步

如何調整張嘴呼吸習慣，變成經鼻腔呼吸？

　　要調整這個長久以來、不知不覺養成張嘴呼吸的習慣，除了上述幾種情況要注意之外，還有幾個方法：

　　❶ **與家人、朋友分享這個觀念，也就是「閉上嘴巴，經鼻腔呼吸」的觀念**：這是我非常建議的一個方式，不但效果很好，也同時嘉惠您的家人、朋友，讓他們也同時受惠。要改變、調整一個習慣，「自覺」是非常重要的一步，如果您沒有意識、察覺到您有這方面的問題，就不可能成功地調整這個習慣。此時，藉助家人、朋友的觀察與提醒，可以讓您開始隨時隨地注意這個問題，才能讓您從心裡確實承認有這個問題，也才能真正有效的調整這個習慣。

❷ **定時注意**：所謂定時注意法則就是您可以在每個鐘頭固定的時間，注意一下嘴巴是否張開呼吸或是嘴唇是否已經確實閉緊了。

不要小看這個很簡單的動作，雖然每個鐘頭只要一秒鐘的時間去注意是否張嘴呼吸，當您持續以定時方式去關注這個習慣時，您的大腦因為經常受到提醒而會開始在意這個問題，張嘴呼吸的習慣也就很容易調整過來。

❸ **口內含一口水**：這是我經常推薦給小朋友調整張嘴呼吸習慣的方法，就是先喝一小口水，但是不要吞下去，將水放在口腔前部下排牙齒與下嘴唇之間，此時您必須要閉上嘴唇水才不會外漏，這是一個很簡單但是很有效的訓練閉上嘴巴的小秘訣。

這個方法可以很確實的做到閉上嘴巴這個動作，口內含一口水，對於喉嚨乾癢咳嗽或者喉嚨有異物感的慢性咽喉炎患者也有很大的幫助，同時也滋潤口腔黏膜以及牙齒、牙齦，對於預防牙齒及牙齦的病變，如蛀牙等也都有很大的幫助。

❺ **使用閉嘴膠布**：當您睡覺或持續做一些靜態工作時，可以使用閉嘴膠布貼住嘴唇強迫閉上嘴巴，慢慢習慣閉上嘴巴經鼻腔呼吸。

強化嘴唇的力量

　　閉上嘴巴這個動作主要就是靠嘴唇的肌肉，所以嘴唇肌肉力量與閉上嘴巴有很大的關聯，嘴唇肌肉力量越強，也就越容易將嘴巴閉上，而越常將嘴巴張開的人，嘴唇的肌肉力量也越差。

　　在這邊介紹一個強化嘴唇肌肉力量的方法，利用 Sanvic 鈕扣強化嘴唇肌肉力量：這是非常簡單又有效的方法，將 Sanvic 鈕扣放在牙齒外面、嘴唇裡面，然後緊閉嘴唇，將連接鈕扣的線放在拇指的關節處（關節彎曲），連接鈕扣的線與身體維持 90 度，然後手用力緩緩向外拉，嘴唇要持續用力來抵擋手的拉力，因為手的力量一定比嘴唇力量強，所以一定可以將鈕扣拉出來，但是嘴唇要能持續用力抵擋手的拉力至少 5 秒鐘以上，藉此來訓練嘴唇的肌肉力量。

　　注意，手不要突然用力急速將鈕扣拉出來，一則嘴唇可能受傷，二則快速拉出鈕扣無法訓練到嘴唇的肌肉力量。這是一個非常簡單而且有效的嘴唇肌肉訓練方式，也是美國口腔顏面肌肉功能學會非常推薦的方式，不但成本低廉且攜帶方便，市面上有些訓練嘴唇肌肉的器材價格非常昂貴，但基本的作用原理其實都相同。這個嘴唇的鈕扣訓練有三個方向可以做：正

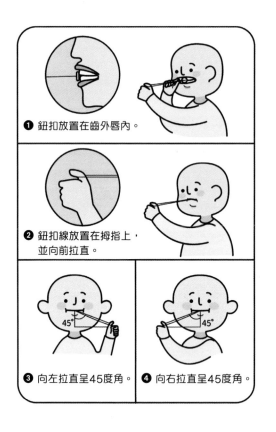

❶ 鈕扣放置在齒外唇內。

❷ 鈕扣線放置在拇指上，並向前拉直。

❸ 向左拉直呈45度角。

❹ 向右拉直呈45度角。

前方、右邊嘴角（45度角）、左邊嘴角（45度角）。

我們建議您從正前方、右邊嘴角、正前方、左邊嘴角持續做三次，很快就可以強化嘴唇肌肉力量，同時持續注意閉上嘴巴呼吸，這樣才能維持嘴唇肌肉力量。

Sanvic 鈕扣的使用說明

如何讓您今晚睡覺時就能閉上嘴巴經鼻腔呼吸？

當您還無法確認晚上睡覺時，是否閉上嘴巴經鼻腔呼吸，您可以先借助閉嘴膠布在睡覺時貼上嘴巴強迫嘴巴閉上。

使用閉嘴膠布時，要注意膠布的黏性與是否會造成皮膚過敏反應；如果膠布的黏度不夠，很可能半夜膠布脫落，就達不到睡覺時閉嘴的功用；如果膠布太黏，又可能造成第二天清醒後要撕膠布時皮膚受傷；因為市面上販售的閉嘴膠布真正功效很好的非常少，所以我們特別精心研發「Sanvic 舒眠膠布」 *，務求讓您睡覺時能確實閉上嘴巴，經鼻腔呼吸。

　　睡覺時有哪些狀況不要使用閉嘴膠布呢？原則上就是您無法自行將膠布撕開的時候，因為人都有一個自衛能力，也就是當碰上緊急狀況必須張開嘴巴時，即使在睡覺時也會自動伸手將閉嘴膠布撕開，如果連這個自衛能力都沒有的情況下，晚上睡覺時就不要使用閉嘴膠布，最常見的狀況如喝醉酒、嬰幼兒、植物人等。

　　我一再強調當喝醉酒時，因為已經失去半夜自主將膠布撕開的能力，而喝醉酒時又有可能發生嘔吐的情形，當嘔吐時嘴巴又被膠布封住，很可能會造成吸入性肺炎，甚至引起生命危險，所以當喝醉酒時千萬不要使用閉嘴膠布將嘴巴封住，雖然喝醉酒時睡覺打呼會更嚴重。

＊ Sanvic 舒眠膠布的詳細使用方式
　 請參考網站 sanvic.com.tw 及 airwayfit.com.tw

sanvic.com.tw　　airwayfit.com.tw

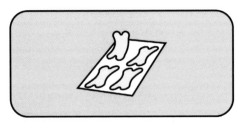

❶ 撕下膠布。

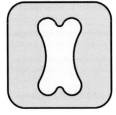

❷ 黏貼處面對自己。

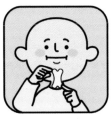

❸ 抿嘴後貼上嘴巴。

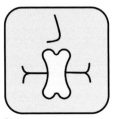

❹ 人中為中線，
　由上而下貼。

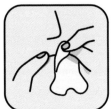

❺ 使用完畢後，
　將膠布輕鬆撕下。

Sanvic 舒眠膠布的使用說明

止鼾運動

　　睡覺時舌頭保持在正確位置，也就是整個舌頭從前到後都貼到上顎，就能維持口咽部空間足夠寬廣，就能避免睡覺打呼。要如何做到呢？

　　我們耗時將近兩年時間，研究發展出這一套很簡單，但是又很有效的止鼾運動，只要您確實練習，終將享受到甜美果實。心動不如行動，現在就開始閉上嘴巴、動動舌頭，很快地您就可以達到「今夜不打鼾」的目標。

　　在第 3 章第 3 節〈舌頭位置〉中，我們曾經詳細解釋了舌頭位置對於睡覺打鼾扮演非常重要的角色，甚至可以說，只要在睡覺時舌頭能夠確實擺放在正確健康的休息位置，您就不會有打鼾的困擾。這是因為只要舌頭位置正確，那麼口咽部的管腔就不會狹窄堵塞，只要口咽部管腔沒有狹窄堵塞，就不會引發快速用力呼吸以及後續的自努力效應。

　　這一節對於改善睡覺打呼以及睡眠呼吸中止非常重要，請您務必勤加練習，您很快就可以體會舌頭位置向上移動，

最終可以輕易地維持在正確的休息位置，也就是整個舌頭貼到上顎，整個口腔是處於實心的狀態、口腔內沒有空氣。我們所研發設計的止鼾運動，簡單而有效，除了以舌頭、嘴唇的肌肉訓練為主外，對於口腔顏面、口咽部相關肌肉都有涵蓋，所以事實上除了對於睡覺打鼾有幫助外，也有其他附帶的效果，比方說耳咽管的功

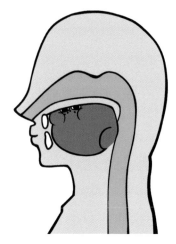

整個舌頭貼到上顎，整個口腔是處於實心的狀態。

能、顳顎關節功能、吞嚥功能、大小臉以及雙下巴等的改善。在開始練習下述的止鼾運動之前，請您先閉上嘴巴，舌頭及口咽部的肌肉都不要用力，再次體會一下您目前舌頭的位置。

....

3 部分，共 12 個動作

....

我們所設計的止鼾運動總共有 12 個動作，可分為 3 個部分：

第 1 部分

第 1 部分有三個動作，主要是口腔顏面及咽喉的肌肉訓

練，由於我們主要是要訓練肌肉的耐力而非爆發力，所以每個動作至少要維持 5 秒鐘，當然，您也可以每個動作都維持 10 秒鐘。做這三個動作需發出聲音，但是如果您練習時旁邊有人，為了避免影響別人也可以不發出聲音，但是動作要確實。

❶ 第 1 個動作是發出「ㄚ」的聲音

這個動作的要點是將嘴巴上、下張開，在不會讓顳顎關節疼痛的原則下，能張多開就盡量張開。所謂的顳顎關節就是緊貼著耳朵前方的關節，當您將嘴巴張開或閉上的時候，您可以感覺得到的關節。

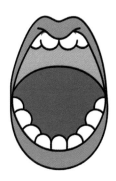

❷ 第 2 個動作是發出「一」的聲音

這個動作的要點是將嘴巴左右張開，能張多開就盡量張開。發出「一」的聲音時，盡量發出高音的「一」聲，而非低沉的「一」聲。

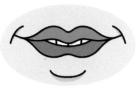

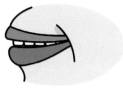

❸ 第 3 個動作是發出「嗚」的聲音

嘴唇盡量往前凸出。發出「嗚」的聲音時，盡量發出高音的「嗚」聲，而非低沉的「嗚」聲。

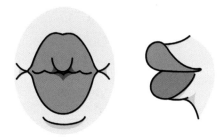

第 2 部分

接下來第 2 部分有 8 個動作，這 8 個動作主要是舌頭的動作，因為舌頭是引發打鼾最主要的肌肉。舌頭的肌肉其實有兩

大族群，一個是我們平常看到的舌頭，借助它的位置變換，我們可以發出不同的聲音，這個肌肉就好像我們的手一樣可以揮舞；另外一個族群是在口腔底部，這個肌肉群是將表面的舌頭移動位置的肌肉，就好像是我們的腳一樣可以移動位置，我們要訓練的就是口腔底部的舌頭肌肉，這個舌頭肌肉要有力量，上方的舌頭才可以輕鬆的貼到上顎，也才可以維持口咽部的管腔大小。我們怎麼知道是否有訓練到口腔底部的舌頭肌肉呢？在做下述 8 個舌頭運動時，您務必要感覺到舌頭下方（也就是舌繫帶的位置）要有拉緊的感覺，因為有些人舌頭輕輕往外伸就可以伸出很長，有些人使盡吃奶的力量也只能伸出一點，因此光看舌頭往外伸出的長短，無法判定是否有訓練到下方底盤的舌頭，您務必自我感受在做舌頭運動訓練時，舌頭下方有拉緊的感覺，才表示您有真正訓練到下方底盤的舌頭。

其次要注意的就是，當做舌頭運動訓練時，上、下嘴唇務必將舌頭夾住，而不要張大嘴巴做舌頭訓練（目前各大醫院的舌頭運動訓練幾乎都是張大嘴巴，效果較差），因為嘴唇夾住舌頭的舌頭肌肉訓練，遠比張嘴的舌頭肌肉訓練效果要好很多，您可以自行測試兩種情況，馬上就可以體會到。

這些舌頭的肌肉訓練同樣是要訓練肌肉的耐力，所以每個動作至少要維持 5 秒鐘。

第 1 個動作，舌頭往前平伸 。

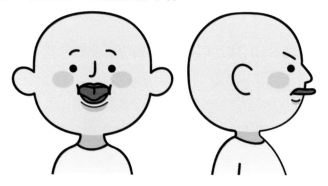

第 2 個動作，舌頭從右邊嘴角伸出。

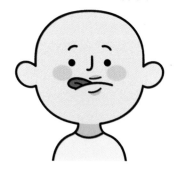

第 3 個動作，舌頭往前平伸。

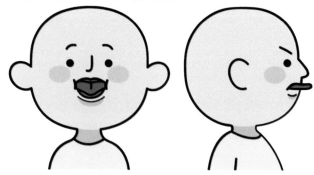

第 4 個動作，舌頭從左邊嘴角伸出。

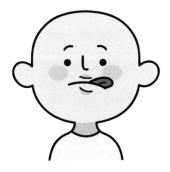

第 5 個動作，舌頭往前平伸。

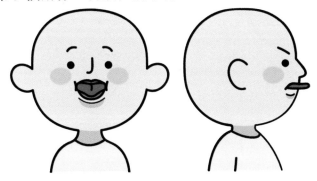

第 6 個動作，舌頭沿著下嘴唇向下。

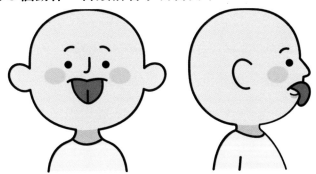

注意！做第 6 個動作時，舌頭要能貼著下嘴唇向下，下嘴唇會感覺到濕濕的，如果剛開始做不到，可以用食指壓著舌頭，讓舌頭確實能貼到下嘴唇。

第 7 個動作，舌頭往前平伸。

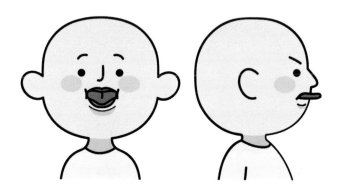

第 8 個動作，舌頭沿著上嘴唇向上。

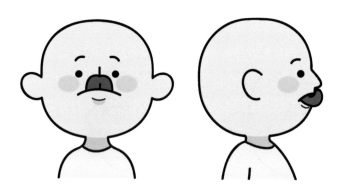

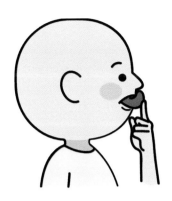

　　注意！做第 8 個動作時，舌頭要能貼著上嘴唇向上，上嘴唇會感覺濕濕的，這個動作很多人剛開始會做不到，可以用食指壓著舌頭，讓舌頭能確實貼到上嘴唇。

第 3 部分

　　第 3 部分只有一個動作（閉嘴舌頭繞圈），這個動作非常重要，因為它同時訓練與睡覺打呼關聯最密切的兩個肌肉，

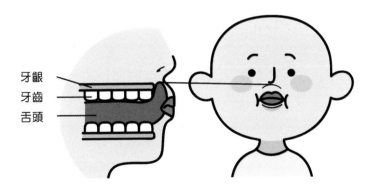

牙齦
牙齒
舌頭

齒外唇內，舌頭頂到牙齒與嘴唇間的凹溝。

舌頭與嘴唇。

我們的牙齒與嘴唇之間有一個凹溝，舌頭由內向外頂到這個凹溝然後 360 度繞圈，先做五次的順時鐘繞圈，做第二次止鼾運動時再做五次的逆時鐘繞圈。

做這個繞圈運動時有兩點要注意：首先在做五次繞圈時，速度不要快，舌頭不是快速滑動，而是要用力頂到每一個位置，繞一圈至少要 10 秒鐘；其次，在舌頭繞圈時，嘴唇都要緊閉不要張開，這個舌頭繞圈運動的重點在於舌頭用力往外頂而嘴唇要用力抵擋舌頭往外頂的力量，所以這個運動是同時訓

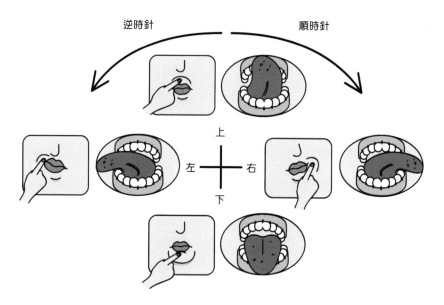

第一次止鼾運動做順時鐘繞 5 圈，第二次止鼾運動做逆時鐘繞 5 圈。

練舌頭與嘴唇兩者的肌肉力量。

如果舌頭用力繞圈時嘴唇張開的話，舌頭與嘴唇的肌肉訓練都將大打折扣。

這 12 個止鼾運動非常簡單，前面 11 個動作每個動作至少 5 秒鐘，最後一個舌頭繞圈動作繞一圈至少 10 秒鐘總共五圈，所以 12 個動作連續做一次大約 2 分鐘。

請您現在連續做 10 次上述的止鼾運動，第一次的止鼾運動時，第 12 個動作（舌頭繞圈）做順時鐘的繞圈，第二次的止鼾運動時，第 12 個動作（舌頭繞圈）則做逆時鐘的繞圈，依此類推。

每天連續做 10 次，
2 ～ 3 週就能感受到效果

現在請連續做 10 次上述 12 個動作的止鼾運動練習，連續做完 10 次的止鼾運動，有何感覺？

幾乎所有來上止鼾課的學員，在做完這些止鼾運動時都會大呼肌肉好痠，不單單是舌頭肌肉痠，包括顏面、脖子，甚至頭部的肌肉都感覺很痠，這是因為這些肌肉平時很少鍛鍊，所以在連續做 10 次的止鼾運動後，馬上感覺這些肌肉很痠，就好像平常很少運動的人，突然叫他們去跑一公里的路，就會

感覺兩條腿肌肉痠痛一樣。如果您能持續每天做這些止鼾運動，大部分的人在 2 ～ 3 個星期後，不但不會再感覺這些肌肉痠痛，反而會感覺輕鬆舒服，因為這些肌肉力量已經越來越強健了。另外還有一個非常常見的感覺，在做這些止鼾運動時，您是否感覺唾液的分泌增加？口腔、咽喉不再感覺乾燥？

現在請您閉上嘴巴，重新體會一下舌頭的位置。同樣的，舌頭及口咽部的肌肉都不要用力，體會一下舌頭的休息位置。您舌頭的位置是否有往上提升？很奇妙的感覺，對嗎？

只要您確時做上述的止鼾運動 10 次，您的舌頭在不知不覺中就會往上移動，是的，您完全不需要用力將舌頭往上頂，舌頭就會很神奇的自動往上移動，這就代表我所研發教導的止鼾運動不但簡單，而且確實有效，很快的就能鍛鍊出舌頭及口咽部相關的肌肉力量。

張嘴再體會舌頭位置

現在請您張開嘴巴呼吸，在張嘴呼吸的同時請您再次體會一下您舌頭的位置，同樣的，舌頭及口咽部的肌肉都不要用力，體會一下張嘴呼吸時舌頭的位置。

您的舌頭還會貼到上顎嗎？舌頭是否下降到口腔底部呢？您是否會感覺很震撼、很奇妙呢？剛剛辛辛苦苦地做了

10 次的止鼾運動，好不容易讓舌頭往上升，怎麼嘴巴一張開，就立刻前功盡棄舌頭立刻掉下來！這就是人體的奇妙之處，這個小動作也再次的證實張嘴呼吸與舌頭位置的密切關聯，這也就是我為什麼要一再強調平常就養成閉嘴呼吸的習慣，不論是在說話時或是進食的時候，都要注意閉上嘴巴經鼻腔呼吸。

止鼾運動練習時間地點

前面說過，做一套止鼾運動只要 2 分鐘，從今天開始，請您務必在晚上睡覺前花 10 分鐘做 5 次的止鼾運動，然後體會一下舌頭的位置，如果舌頭能夠整個貼到上顎，睡覺時能夠閉上嘴巴，您睡覺打呼就能獲得改善。

這其實只是基本的要求，我建議您在白天時，也時刻記得體會察覺您的舌頭位置，如果舌頭位置不在健康正確的休息位置（也就是整個舌頭貼到上顎），就做一下止鼾運動，因為做止鼾運動不需任何器材，不需要約朋友才能做，在任何時間、任何地點都可以做，目的是讓您的舌頭能夠隨時都很確實的擺放在正確健康的位置。

不論是在走路、逛街、搭車或開車，甚至排隊購物或餐廳等餐點的空檔，您都可以練習。當身旁有人，為了避免干擾

他人時，您可以直接做第 12 個動作，也就是閉嘴舌頭繞圈的動作，或者您可以在三餐飯前或飯後做這個體會舌頭位置的察覺以及止鼾運動。最棒的方式就是每天固定找時間（早上、下午、晚上）花個 2 ～ 10 分鐘練習這些止鼾運動，您越認真練習，成效就越好，根據我們的追蹤調查，只要認真練習的學員，絕大部分睡覺打呼都會改善。

搭配使用閉嘴膠布，止鼾效果加乘

止鼾運動成功的先決條件就是閉上嘴巴經鼻腔呼吸，即使您很認真地練習止鼾運動，舌頭也成功地擺放在正確健康的位置，但是只要張嘴呼吸，舌頭立刻向下降而無法保持在正確健康的位置，也就是整個舌頭貼到上顎。

因此，睡覺時務必要確實做到閉上嘴巴經鼻腔呼吸。我建議初學者在第一個月的時候，睡覺前務必花 10 分鐘做 5 次的止鼾運動，接著貼上閉嘴舒眠膠布強迫嘴巴閉上睡覺，一個月後看看實際情況再決定是否在睡前還要花 10 分鐘做止鼾運動（看看您的舌頭是否放在正確位置），至於閉嘴膠布要貼多久，則視您張嘴習慣是否調整好（隨時都養成閉上嘴巴經鼻腔呼吸的好習慣）以及嘴唇肌肉力量而定。

或許有人會懷疑，睡覺前舌頭確實擺放在正確的休息位

置，但是一整晚睡覺 7 ～ 8 個鐘頭，怎麼確保舌頭還能持續擺放在正確的休息位置呢？我們說過，所謂的舌頭正確休息位置是指舌頭整個從前到後都貼到上顎，整個口腔是處於一個實心的狀態，由於我們平均每分鐘都會做吞嚥口水的動作，當吞嚥口水時，舌頭向後移動，此時舌頭與牙齒間原本舌頭位置的空間會變成一個負壓的狀態，當吞嚥口水的動作結束後，這個負壓會將舌頭拉回到原本正確的休息位置，也就是整個舌頭從前到後都貼到上顎。

因此，只要您睡覺前舌頭能確實從前到後整個貼到上顎，保持口腔是處於實心的狀態，同時睡覺時嘴巴確實閉上，那麼借助不間斷的吞嚥口水動作，就能讓您的舌頭保持在正確的休息位置。

這就是為什麼我們除了確實傳授止鼾運動外，也花很多時間來研發設計舒眠閉嘴膠布的原因，因為如果嘴巴無法確實一整晚都閉上，止鼾的效果將大打折扣。

脈動洗鼻

　　脈動洗鼻是指借助脈動式洗鼻器來清洗鼻子。為什麼借助脈動式洗鼻器清洗鼻子對於改善睡覺打鼾會有幫助呢？這是因為有些人由於鼻塞、流鼻涕或鼻涕倒流導致睡覺時張嘴呼吸而引起睡覺打鼾，如果使用脈動式洗鼻器清洗鼻子來改善鼻塞、流鼻涕或鼻涕倒流，因而能讓他們在睡覺時不再張嘴呼吸，重新回歸鼻腔呼吸，自然就能緩解睡覺打鼾的困擾。

　　用水來清洗鼻子其實是有非常悠久的歷史，大家很熟悉的瑜伽或是中國傳統的道家，都有用手掌捧水，再用鼻子吸水進入鼻腔來清洗鼻子的保健作法。市面上有很多不同造型與使用方式的洗鼻器，我比較推薦使用的洗鼻器為脈動式洗鼻器。

　　脈動式洗鼻器最早是由美國葛羅森醫師（Murray Grossan, MD）於 1974 年所發明，更在 2000 年獲得美國《時代》雜誌評選為美國 20 世紀偉大的發明之一。

　　我是在 2000 年左右開始跟隨美國葛羅森醫師學習使用脈動式洗鼻器來治療各種鼻炎，包括感冒、急／慢性鼻炎、過敏

性鼻炎、鼻竇炎等。其實剛開始只是將脈動式洗鼻器當作輔助治療的工具，等到嫻熟脈動式洗鼻器的使用後，我發現它甚至可以提升到正式治療很多鼻炎的最佳工具，也因此我成功運用脈動式洗鼻器治療好很多的兒童中耳積水、成人的慢性鼻竇炎，減少很多口服抗生素的使用以及手術治療。

為什麼我們會推薦使用脈動式洗鼻器呢？

　　市面上有各式各樣的洗鼻器，為什麼我們會推薦使用脈動式洗鼻器呢？一般的洗鼻器只是單純根據用水流來沖洗的概念所研發製造的，只有脈動式洗鼻器是由耳鼻喉專科醫師從醫學的角度模擬鼻黏膜的纖毛運動所研發設計的，它們的差別在哪裡呢？我們整個呼吸道，上從鼻腔下到細支氣管，其自我防護機制最重要的就是在黏膜表面的黏液纖毛，藉助這套黏液纖毛防護功能，才能持續不斷將吸入空氣中的灰塵、病毒、細菌清除（我們平常呼吸的空氣並不是無菌的）。

　　我們之所以能確保呼吸道

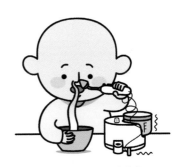

使用脈動式洗鼻器清洗鼻子

脈動式洗鼻器是由耳鼻喉專科醫師從醫學的角度模擬鼻黏膜的纖毛運動所研發設計。

不被感染生病，完全就靠這套黏液纖毛清除功能。一旦這套黏液纖毛清除功能因某些緣故無法發揮正常清除功能，病毒細菌就會趁機迅速繁殖而引發感冒、流感或鼻竇炎。就好像冷氣機或濾水器的濾網要定期清洗，才能保持良好過濾效果一樣。

　　當您周遭的人有感冒等呼吸道感染時，或者在感冒、流感等呼吸道感染流行期，每天回家後使用脈動式洗鼻器清洗鼻腔，以模擬、類似鼻腔內的黏液纖毛清潔功能來清除進入鼻腔的病毒、細菌，將有助於預防、減少您被傳染呼吸道病變的機會。即使您的呼吸道感染已經惡化到鼻竇炎，此時鼻腔內的黏液纖毛清除功能已經受到破壞，纖毛擺動速度變慢、黏液變黏稠，如果每天勤快使用脈動式洗鼻器來清洗鼻腔，借助模擬正常黏液纖毛清潔功能的脈動式水流 SPA，安全有效的清除黏稠鼻涕，纖毛擺動就會逐漸回復到正常運作，只要黏液纖毛清除功能可以回復正常，發揮應有的防護功能，這些上呼吸道感染就可治癒。此外，類似洗衣機內添加洗衣精或肥皂來清除頑強汙垢，防止呼道道感染惡化到有細菌感染的鼻竇炎時，我們也可以在洗鼻鹽水中添加適當的抗生素或者木醣醇（非藥物，有類似肥皂清潔效果的天然食物）來協助殺菌、清除細菌，這種局部治療的效果不但較全身作用的口服抗生素更佳，而且因為它主要是局部作用在鼻腔，沒有全身吸收可能引起的副作用，

因此更加安全。這就是為什麼脈動式洗鼻器的治療功效遠遠超過了一般洗鼻器的原因，因為脈動式洗鼻器最重要的功能在於以類似纖毛擺動的脈動頻率，更安全有效的清除鼻腔內的黏稠鼻涕。如果您的皮膚受傷，您會如何處理呢？口服抗生素而不去清潔皮膚傷口？或者勤快的清潔傷口，局部使用抗生素來治療傷口？相信大家都會選擇勤快清潔傷口再局部使用抗生素來治療傷口，對嗎？鼻竇炎的治療其實也該如此，不是嗎？

 知識補給站

脈動洗鼻的觀念是由美國知名的耳鼻喉科醫師葛羅森醫師於 1974 年提出，為了掌控品質達到預期效果，我與美國葛羅森醫師於 2001 年聯手研發全新脈動式洗鼻器，並全程於台灣製造，詳細資訊請參考網站 sanvic.com.tw 以及 entdoctor.com.tw，或詳閱我後續將出版關於脈動式鼻腔溫鹽水療法的專書。

善維健康網　　　世鴻耳鼻喉科診所

輕柔呼吸

什麼？只要調整呼吸的習慣，晚上睡覺就不會鼾聲如雷？怎麼可能這麼簡單？花費好幾萬的牙套、呼吸器都不一定能治療好睡覺打鼾／睡眠呼吸中止，怎麼可能只要調整呼吸習慣就能不藥而癒？我有個朋友是氣功大師，他練呼吸已經好幾十年，他很自然用腹式呼吸，肺活量很大，氣血循環很好，但是睡覺一樣是鼾聲大作。該如何調整呼吸習慣才能擺脫睡覺打鼾呢？

為什麼睡覺時要保持輕柔呼吸？

在第 3 章〈破解打鼾〉中，我曾經強調過，睡覺打鼾最關鍵的因素，其實就是因為口咽部管腔狹窄，引發空氣的快速流動，造成口咽部軟組織（懸壅垂或舌頭）快速震動，才會發出如雷鼾聲。

換句話說，如果在睡覺時您能保持輕柔呼吸，口咽部沒有快速用力的空氣流動，基本上就不會發出鼾聲。口咽部的管

腔要多大才不會引發快速用力呼吸呢？其實每個人都不太一樣，這牽涉到每個人對於空氣的使用率以及耐力。如果您只需要很少量的空氣就可以維持身體細胞的正常作用，平常呼吸耐力很強，不會大口呼吸，那麼即使口咽部有些狹窄，吸進來的空氣量減少，但只要您的身體還可以承受，就不會引發快速用力呼吸。如果您平常習慣於大口呼吸，只要口咽部管腔稍微變小，您可能就無法忍受而必須用力呼吸。

所以，引發快速用力呼吸的原因，其實是取決於口咽部管腔大小與呼吸耐力（並不是肺活量）之間的動態平衡。

另外，有些人在睡覺時常發出「噗噗」的聲音，這也是快速大量呼吸所引發的聲音。通常睡覺打呼的如雷鼾聲是在吸氣時出現，而睡覺發出「噗噗」的聲音則多半是出現在吐氣的時候，因為吐氣時空氣的快速大量流動，帶動嘴唇的快速震動所發出的聲音。既然這個「噗噗」的聲音是因為吐氣時空氣的快速大量流動，想要改善睡覺時發出「噗噗」的聲音，當然就要讓呼吸輕柔緩慢。

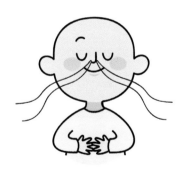

輕柔緩慢的呼吸

如何才能做到
輕柔緩慢的呼吸呢？

怎麼樣的呼吸是快速用力呼吸？怎麼樣的呼吸是輕柔緩慢呼吸呢？交通警察指揮交通時的吹哨子是一個很好的例子。要如何吹氣才能讓哨子發出響亮的聲音呢？相信大家都很清楚，就是深吸一口氣，然後對哨子快速用力吹氣，此時哨子就會發出響亮的聲音，對嗎？如果您吸氣後對哨子輕輕緩緩地吹氣，哨子是不會發出響亮的聲音，不是嗎？那麼要如何才能做到輕柔緩慢的呼吸呢？在睡覺時我要如何去控制我的呼吸呢？

首先要先改變、調整傳統上對於呼吸的觀念，其次要在平常白天清醒的時候就隨時隨地養成輕柔呼吸的習慣。所謂的習慣，就是您不用刻意去做就自然會做，當您已經養成輕柔呼吸的習慣後，晚上睡覺時才會很自然的輕柔呼吸。一般人對於呼吸空氣的觀念都是呼吸越多的空氣對身體越好，這也是為什麼傳統上的呼吸練習幾乎都是以深呼吸、練習肺活量為主。當身體習慣呼吸大量的空氣後，一旦呼吸道有些堵塞狹窄讓進入呼吸道的空氣量減少時，人會因為不習慣而很容易引發快速用力呼吸來試圖獲得平日所習慣的呼吸量。所以練習深呼吸來強化肺活量就好像右圖的瓶子一樣，瓶身越寬大越好，表示可以

容納的空氣越多，但這有一個前提就是瓶口必須保持通暢，如果瓶口變狹窄，能夠進入瓶身的空氣量就會受到影響，一旦進入的空氣量變少時，人就會因為不習慣那麼少的空氣量而引發快速用力呼吸來獲得更多的空氣量。輕柔呼吸的最極致代表其實就是所謂的龜息法，也就是類似、模仿烏龜的呼吸，您大概很少看到烏龜呼吸會氣喘吁吁的，對嗎？

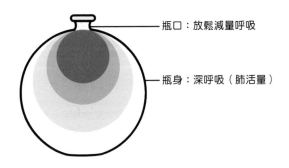

傳統深呼吸是將焦點放在瓶身（肺活量），而放鬆減量呼吸則是將焦點放在瓶口（呼吸道管腔的狹窄堵塞，如鼻腔、口咽部、細支氣管）。

當人在練習龜息大法時，他的呼吸必定是很輕柔的，您甚至不知道他何時做吸氣或者吐氣的動作，換句話說，他的呼吸量是很少的，是標準的淺呼吸，這與深呼吸是截然不同的，所以練習深呼吸反而很難練到龜息大法，因為深呼吸的時候，吸氣或者吐氣的動作是非常明顯的。

輕柔呼吸會不會缺氧？頭暈？

很多人聽到輕柔呼吸，不要呼吸太多的空氣，第一個反應就是會不會因此而缺氧、頭暈？從真正要使用空氣中氧氣的內呼吸（細胞階段的氧氣交換）觀點來看，細胞周邊微細血管內的氧氣釋放到細胞並不是如一般人想像的因為濃度高低，而是取決於二氧化碳的濃度（波耳定律）。如果細胞周圍微細血管中的二氧化碳濃度較高，則微細血管中的氧氣釋放到細胞內較多；若二氧化碳的濃度較低，則微細血管中的氧氣釋放率也較低。

所以輕柔呼吸時，細胞周邊微細血管中的二氧化碳濃度較高，氧氣釋放率也就較高，當腦細胞沒有缺氧狀況時，自然就不會因為缺氧而頭暈了。相反的，如果您模擬過度換氣症候群的發作，張口用力快速深呼吸，看起來每分鐘的呼吸量是平常的好幾倍，卻經常撐不到 5 分鐘就會感覺頭暈，這就是因為快速呼吸讓細胞周邊的微細血管中的二氧化碳濃度降低，微細血管中的氧氣反而無法有效釋放到細胞內，腦細胞反而因此因為缺氧而頭暈。

菩提格放鬆減量呼吸是很有效的呼吸訓練法

要如何才能做到輕柔呼吸呢？由於一般人多半都是過量

呼吸，所以俄國菩提格醫師所提出的放鬆減量呼吸就是一個很有效的呼吸訓練方法。

這套放鬆減量呼吸在西方世界最為人所津津樂道的，就是竟然可以成功逆轉很多氣喘患者的悲慘人生。呼吸本來是人類活著時一個很簡單、自然的動作，但是當氣喘發作時，卻發現想要好好的呼吸一口氣竟然變得那麼困難、奢侈。不但有多篇醫學研究報告證實（在不同國家、不同醫院、不同醫師所發表的醫學研究報告），只要好好練習菩提格放鬆減量呼吸訓練，3～6個月有高達將近八成氣喘患者可以成功的減少氣喘用藥。事實上，很多嚴重氣喘患者甚至都不再需要終身使用類固醇／氣管擴張劑等藥物。

英國有一篇報導，為了確認菩提格放鬆減量呼吸對氣喘是否確實有其功效，他們選了好幾位嚴重氣喘患者參與訓練，然後邀請一位俄國的呼吸訓練老師實際觀察學習效果，結果一位原本氣喘嚴重到從床上走到家門口短短距離就喘得要命的患者，經過半年呼吸訓練後竟然可以去打高爾夫球，這個眼見為憑的實際觀察給大家帶來相當大的震撼，也實際驗證了菩提格醫師的放鬆減量呼吸訓練對於氣喘確有其效。

揉和耳鼻喉科等醫學觀點，
更全面的放鬆減量呼吸訓練法

放鬆減量呼吸訓練的核心觀念為閉上嘴巴經鼻腔呼吸、
以橫膈膜作為呼吸的主要肌肉、借助放鬆來讓身體慢慢適應呼
吸量的減少（提升呼吸的耐力）。

當習慣進出呼吸道的空氣緩慢且量少時，遇到呼吸道因
某些因素造成初步的狹窄堵塞時，就不會引發快速用力呼吸，
也就不會一步一步的引發更嚴重的狹窄堵塞，所以才可以逆轉
鼻塞、打鼾、氣喘等呼吸道狹窄堵塞引起的慢性病變。

我們研發推廣的 AirwayFit 放鬆減量呼吸訓練＊就是以菩
提格呼吸訓練為基礎，再從現代耳鼻喉科醫師的觀點，揉和現
代呼吸生理、解剖學、精神醫學、口腔顏面肌肉功能科學，以
及禪坐數息等觀點，完全是以醫學為基礎所研發推廣的放鬆減
量呼吸訓練，主要是針對呼吸系統（如長期鼻塞、睡覺打鼾、
氣喘咳嗽等），以及自律神經系統（如失眠、恐慌、焦慮、心
悸、頭暈、胃食道逆流、耳鳴、顳顎關節症候群、高血壓等）
而設計。

＊ 關於 AirwayFit 放鬆減量呼吸訓練的詳細介紹，
　請參閱網站 airwayfit.com.tw。

airwayfit.com.tw

鼻塞治療

　　鼻塞是一種很主觀的感覺，它取決於鼻腔空氣通道通暢程度與空氣流量之間的動態平衡之變化，鼻腔空氣通道通暢程度又受到鼻腔黏膜是否有腫脹，以及鼻腔通道內是否有鼻涕這兩種情況的影響。如果您能針對這些原因從根本去處理，其實您可以不需借助手術或長期的藥物治療，就可以輕鬆擺脫長期鼻塞的困擾。

為何鼻塞會導致睡覺打呼？

　　很多人都注意到當嚴重鼻塞時，很容易在睡覺時打呼。為什麼鼻塞會引發睡覺打鼾呢？最主要的原因就是當人感覺鼻塞時，很自然就會將嘴巴張開來呼吸，人只要張開嘴巴呼吸，口咽部的管腔大小以及舌頭的位置立刻就會改變。所以對於睡覺時會打鼾／睡眠呼吸中止的人來說，如果也有鼻塞的問題，那絕對是要優先處理鼻塞，因為唯有解決鼻塞的問題，才能在睡覺時閉上嘴巴經鼻腔呼吸，才能避免睡覺打鼾的困擾。

人為何會感覺鼻塞？

　　鼻塞是一種很主觀的感覺，它是取決於鼻腔空氣通道的暢通程度與空氣流量的動態平衡關係，如果兩者維持良好的動態平衡，人就不會感覺鼻塞，若此動態平衡被破壞，人就會感覺鼻塞。我們首先來討論大家平常比較熟悉的鼻腔通道通暢問題。一般人感覺鼻塞時，首先想到的就是鼻腔通道是否堵塞，鼻腔通道為什麼會堵塞呢？

　　這又可以分成兩部分來思考，一個是鼻腔通道內的分泌物（鼻涕），一個是鼻腔空氣通道的大小。

　　❶ **鼻腔通道內的分泌物（鼻涕）**：有時候即使鼻腔通道的管徑很大，空氣可以輕鬆進出，照理是不會讓人感覺鼻塞，但是如果有很多的分泌物，空氣的進出還是會受到阻礙，而讓人感覺鼻塞。有些時候雖然鼻腔前面沒看到有鼻涕，但是有些黏稠鼻涕在鼻腔深部，當躺下來睡覺，這些黏稠分泌物往後倒流鼻咽部的時候，經常會感覺有鼻涕倒流，不上不下的卡在鼻咽部，很多人就會感覺呼吸不順暢而將嘴巴張開來呼吸，繼而引起如雷鼾聲。脈動式鼻腔溫鹽水療法對於這些鼻腔空氣通道內的鼻涕有很好的預防治療效果，這部分資訊請參考本章第 7 節〈脈動洗鼻〉。

❷ **鼻腔空氣通道的大小**：鼻腔空氣的通道主要是指鼻中膈與鼻甲之間的空間，這牽涉到鼻中膈以及鼻甲這兩個構造。

認識鼻腔構造

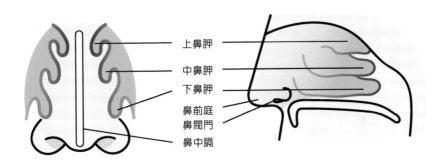

上鼻甲
中鼻甲
下鼻甲
鼻前庭
鼻閥門
鼻中膈

鼻腔構造圖

我們先來看看鼻腔的解剖構造，上圖左邊是鼻腔的正面剖面圖，鼻腔中間有鼻中膈將鼻腔分為左、右兩側鼻腔，兩側有鼻甲突出到鼻腔的空間中。

右邊的圖是鼻腔側面圖，從鼻腔的側面圖依序可見鼻前庭、鼻閥門，接著可以很清楚看到側面的鼻甲（分為下鼻甲、中鼻甲、上鼻甲，對鼻塞影響最大的是下鼻甲，也就是一般人用手電筒照鼻腔內部時看到鼻腔內的鼻肉）。在鼻中膈與鼻甲之間的空隙就是空氣進出鼻腔的通道（見下頁圖），而這個空

氣進出通道是否暢通，就決定您是否會感覺鼻塞。

　　如果鼻胛嚴重腫脹貼緊鼻中膈，以致鼻胛與鼻中膈之間完全沒有空間，此時空氣完全無法進出鼻腔，人此時必定無法經由鼻腔呼吸而被迫必須張開嘴巴由口呼吸。

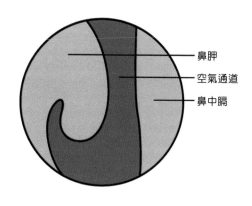

鼻中膈與鼻胛之間的空隙就是空氣進出鼻腔的通道。

鼻胛的黏膜為什麼會腫脹造成鼻塞呢？

　　接著我們進一步來探討鼻胛的黏膜為什麼會腫脹進而導致鼻塞呢？人體的構造與生理功能其實是息息相關的。

　　鼻腔是空氣進入人體呼吸道的第一個關卡，所以鼻腔的

功能很單純，就是提供呼吸道良好的空氣品質。當空氣經由鼻腔進入呼吸道時，鼻腔黏膜可以調節進入空氣的溫度、濕度以及過濾空氣的品質，讓進入下呼吸道（肺泡）的空氣能有適當的溫度、濕度，以及良好的空氣品質。如果進入鼻腔的空氣量

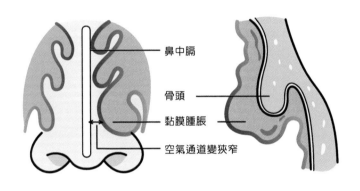

鼻中膈

骨頭

黏膜腫脹

空氣通道變狹窄

鼻胛腫脹有一石二鳥的雙重保護作用。

太大或者空氣品質不佳，超出鼻腔黏膜調節、過濾的功能時，鼻胛黏膜就會腫脹（一石二鳥的雙重保護作用，一方面減少進入鼻腔的空氣量，一方面增加調控空氣的作業面積），呼吸通道的空間就會變窄小，當這個空氣通道窄小到一個程度時，人就會感覺鼻塞。

一個經常被大眾甚至醫師忽略的
鼻塞原因──呼吸空氣量

鼻塞其實是一種很主觀的感覺，雖然醫學上可以測量鼻腔的阻力，耳鼻喉科醫師可以檢查鼻胛腫脹程度，有一個相對客觀的證據，但是這個數據並無法完全與患者的感覺畫上等號。曾經有一位中年男性患者，因為長期鼻塞而在某醫學中心接受手術治療，手術後因為仍然感覺鼻塞經朋友介紹前來看診，我幫他仔細檢查後告訴他，手術的確很成功，傷口復原也很好，鼻腔內空氣流通的孔道管徑大小也很正常，照理他應該是不會感覺鼻塞。

為什麼這位患者卻強調，他不但鼻塞沒改善，手術後到現在（大約 4 個月左右）在呼吸的時候他還感覺鼻咽部很乾燥，比手術前更不舒服？

原因就出在他已經很習慣快速大量的呼吸，所以雖然手術後空氣已經可以更加順暢的進出鼻腔，但是他卻習慣要更多的空氣進出，所以我建議他練習閉上嘴巴、經鼻腔輕柔緩慢的呼吸，他鼻塞及鼻腔乾燥的問題就會不藥而癒。

所以空氣進出鼻腔是否順暢以及人是否會感覺鼻塞，取決於管徑大小及進出空氣量兩者之間的動態平衡。如果管徑

小，但是進出的空氣量也小，您就不會感覺鼻塞。

但是如果進出的空氣量大，呼吸通道的管徑就必須很大，您才不會感覺鼻塞。這個動態平衡在討論鼻塞的主觀感覺時非常重要，這就是為什麼有些人抱怨鼻塞但是耳鼻喉科醫師檢查時，鼻腔的呼吸通道並未完全堵塞；有些人的鼻腔通道看起來已經腫脹到只剩些許空間，但他們卻不覺得鼻塞。

這個道理就跟為什麼繁華大都市的大馬路（雙向共 8 個車道的大馬路）在上、下班時間經常壅塞得很嚴重，而在鄉下的小馬路卻經常是行車順暢是一樣的。

AirwayFit 放鬆減量呼吸訓練就是藉著訓練輕柔緩慢的呼吸，讓進入鼻腔的空氣量不會超過鼻腔黏膜的調節過濾能力，而能有效緩解過敏性鼻炎以及鼻塞。

為何鼻塞手術後
睡覺打鼾未必會改善？

大家都了解，鼻塞容易引發睡覺打鼾，但是長期鼻塞解決後，睡覺打呼是否一定會改善呢？

曾經有一位中年男性患者因為睡覺打鼾到某醫療機構就診，耳鼻喉科醫師幫他檢查後，建議他做鼻中膈彎曲以及下鼻甲部分切除手術，但是手術後睡覺鼾聲依舊，經朋友介紹前來

看診。這位患者質疑是否鼻腔手術失敗，我幫他仔細檢查後告訴他，手術很成功，傷口復原也良好。

但是患者隨即反問我，他是因為睡覺打呼去看診，醫師說鼻腔手術後睡覺打呼就會改善，為什麼他手術後依舊鼾聲如雷，完全沒有改善？正式的醫學研究報告也證實，鼻塞手術後睡覺打呼未必會改善，這是什麼原因呢？

關鍵就在於，當鼻塞手術後，鼻腔呼吸通暢了，您睡覺時依然張嘴呼吸，那麼鼻塞手術就沒有意義，如果鼻塞手術後，能夠閉上嘴巴經鼻腔呼吸，那麼睡覺打鼾自然改善，這個鼻塞手術就有價值。所以，真正的關鍵在於您是持續張嘴呼吸或是改為閉上嘴巴呼吸！

自然減肥

減肥是現代相當火紅、也非常吸引人的話題，要能長期且健康的保持好的身材，其實不需要去研究那麼多的理論，只要回歸最基本簡單的道理，也就是吃進去的熱量小於消耗的熱量即可。進食的方法也很簡單，回歸人的基本生理解剖構造，定時進食、天然食材，如此而已。

為什麼肥胖的人是 睡覺打鼾／睡眠呼吸中止的高風險群？

為什麼肥胖的人在睡覺的時候容易發出如雷的鼾聲呢？從第 3 章〈破解打鼾〉的介紹中可以了解，睡覺時口咽部的管徑大小是一個很重要的因素，肥胖的人因為在口咽部黏膜下的脂肪層較肥厚，口咽部的管徑自然會變小；而且肥胖的人普遍來說，肌肉的肌力也比較差，當躺下來睡覺的時候，肌肉（尤其是舌頭）無法對抗地心引力，就容易向下墜，舌根也就容易往後移動而堵塞口咽部的管腔，使得口咽部管腔更狹窄，引發

快速用力呼吸，最終發出如雷鼾聲。這就是為什麼當您因為睡覺打鼾／睡眠呼吸中止就診時，如果您同時有肥胖的問題，專業醫師的第一個建議通常都是要求您先減肥，因為很多肥胖的人減肥後，睡覺打鼾／睡眠呼吸中止就可以獲得明顯改善。

不用限制飲食，回歸自然本能的減肥法

　　如果您恰好屬於上述的高風險群，在此推薦您這套自然減肥法，做法很簡單，也很容易執行。

　　它的道理很簡單，您不需要了解高深的學問，也不需要有很好的生化背景，更不需要斤斤計較食物的熱量，而且不用花大錢去諮詢所謂的營養專家或減肥專科醫師，也不用購買任何昂貴的減肥食品、藥品或保健品。

　　這套自然減肥的基本原理就是進、出的觀念，只要您吃進身體的熱量少於身體消耗的熱量，您自然就會慢慢的減重，就是這麼簡單。但是成功減肥有一個很重要的前提就是動機，如果您有很強烈的動機，願意改變您的飲食以及生活習慣，您終將成功。

　　接下來我們來介紹如何執行自然減肥法：

　　❶ **集中進食的時間**：這是自然減肥法的第一步，也是最

核心、最關鍵的一步，如果您能確實做到這一步，您就成功了一半。您或許會問，一天進食的次數是幾次呢？原則上每個人不同，您可以視您的狀況來彈性調整，有些人習慣一天三餐，有些人習慣一天二餐，有些人習慣過午不食，有些人習慣不吃早餐，有些人習慣三餐之間還吃一點小餐點，有些人習慣下午茶，有些人在每個星期的某一天進食的時間及次數因為當天的工作而會有特殊的改變，這些飲食習慣原本就因人而異，您不需要做特別的改變或限制。

　　所以現在請您坐下來，最好是以一週為範圍，先仔細想想一週當中每天的工作及行程，將一週當中每天的進食時間寫下來，然後開始確實執行。

　　請您先花一個月的時間，按照這個進食表實際執行，您可以每週檢討一次，但是一個月後除非您的工作有變更，否則就不要再做變更，繼續嚴格執行這個簡單的動作。

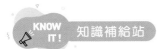

KNOW IT! 知識補給站

　　集中進食時間最主要的目的就是只在預定的進食時間才吃東西，其餘時間除了喝水補充身體需要的水分之外，完全不能進食任何含有熱量的東西，包括

飲料在內都不可以。

很多人經常會說，我每一餐都吃很少，但是就是瘦不下來，甚至有些人還說，我就是喝水也會胖，其中的關鍵就在於除了三餐之外，他們幾乎隨時都在吃東西或喝飲料，這些主食之外吃進去的熱量往往比主食的熱量高，也難怪他們會感覺連喝水都會胖。大家都了解，單純的水分沒有什麼熱量，是不可能單純喝水也會變胖的，這在醫學上是說不通的。

❷ **書寫膳食紀錄**：以一週為單位，將每次的進食內容寫下來，包括您吃的東西品項及數量，您不需精確到像營養師所講的幾公克或多少熱量，只要粗略的記錄，比方說一碗白飯、一碗小碗牛肉麵、一杯小杯珍珠奶茶、四位朋友一起吃飯有五道菜，其中肉較多青菜較少之類的即可，盡量簡單扼要，讓您可以輕鬆確實的記錄，並且讓您有個概略的印象可做比較。

❸ **讓身體告訴您的進食量**：當您很清楚的知道您每一餐的食物內容之後，即可開始進行第三個步驟，讓您自己的身體告訴您該吃多少的食物。也就是在每次的進食之前，您應該要有點飢餓的感覺，如果肚子沒有飢餓的感覺，甚至還感覺肚子飽飽的，您這一餐的食物量就要減少，要減少多少的量，就看

您肚子的感覺而定。如果要進食的時候，肚子有點飢餓的感覺，就表示您前一餐進食的食物已經消耗得差不多，也就是進、出的熱量差不多，或者消耗的熱量比吃進去的熱量稍微多一點，此時的膳食紀錄要增加一項，就是每餐要進食前飢餓的感覺。

❹ **減少進食量**：當您大約八成的用餐時間（至少要五成以上）都有一點飢餓的感覺時，您可以開始選擇每天有一餐減少大約 5% ～ 10% 的進食量，例如少吃一口飯，或者更換一種熱量較低的食物，來進一步減少吃進去的熱量。

剛開始身體會比較快有飢餓感，但是身體的調適能力很快就會適應，等身體適應後，可以再選另外一餐同樣減少 5% ～ 10% 的進食熱量。這樣逐步漸進式的減少進食熱量，身體比較容易調適，比較不會出現反彈，雖然它的進展比較慢，卻能在不知不覺中獲得很健康、長久的進步。快速減肥雖然很誘人，但是卻很難持久，也很容易損害身體健康，我們希望的減肥方式是讓人能夠很快樂、健康的長期執行的減肥方式，不是嗎？

❺ **適度的運動**：上述飲食方面是屬於熱量「進」的部分，熱量「出」的部分就要靠運動。最好是選一、兩項您所熱愛的運動，持之以恆，您消耗的熱量越多，能夠吃的食物也越多，

生活就越快樂。如果完全沒有運動，每天消耗的熱量很少，能夠吃的食物量也跟著減少，這樣很難達到長期減肥的效果。如果沒有特別愛好的運動，就可以從最簡單、方便的走路開始，平時盡量抽空走路，上、下班時也可以算好時間以走路來取代其他交通工具。週末假日更可以去爬山，從一、兩小時輕鬆路線的小山開始，慢慢增加其難度與時間，如果能夠一天花個 6 ～ 8 小時來爬山，對身體健康的效果會更好。

上述幾個步驟就是我們所推薦的自然減肥法，很簡單，對嗎？它的道理很簡單，就是最基本的減肥觀念，也就是熱量進、出的觀念，只要進的熱量小於出的熱量，長期下來必定就可以達到減肥的目的。

而調整身體習慣的方法要能夠長期成功，首先是動機要強烈，其次是要心裡感覺快樂。如果一個減肥法強調哪些東西可以吃、哪些東西不能吃、必須要吃哪些昂貴的保健營養品，是很難獲得長久的成功。

每餐至少半小時，每一口飯至少咀嚼 30 次以上

很多的減肥法都強調要吃某些種類食物，不能吃某些種類食物。從人體消化道的結構來看，不論是牙齒的構造或者大、小腸的構造，人類的食物是偏向以蔬菜水果為主、肉類為

輔，因此蔬菜以及肉類都是人體必需品，不宜偏廢。

　　再以人體的健康角度來說，食物的類型應該是以天然食物為主，盡量減少人工食品，進食的時候口腔應該要充分的咀嚼後，讓牙齒以及唾液做到食物的初步分解後再吞下入胃，這樣一方面讓牙齒充分運動，讓牙齒以及牙床的骨骼更加健壯，也能減輕胃的過度負擔，讓腸胃道的功能更加強健。

　　進食時閉上嘴巴、細嚼慢嚥，除了能強健消化道之外，更可以減少吃進過多的食物；而且飯後血糖值也比較不會大幅快速上升，對於預防、控制糖尿病有很大幫助。最理想的進食時間為每餐至少半小時，每一口飯至少咀嚼 30 次以上。

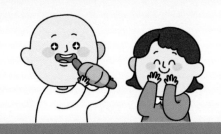

第 5 章

常見問題及
止鼾課程

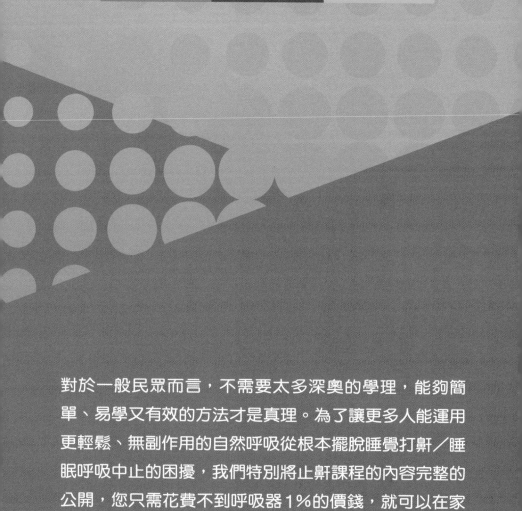

對於一般民眾而言，不需要太多深奧的學理，能夠簡單、易學又有效的方法才是真理。為了讓更多人能運用更輕鬆、無副作用的自然呼吸從根本擺脫睡覺打鼾／睡眠呼吸中止的困擾，我們特別將止鼾課程的內容完整的公開，您只需花費不到呼吸器1％的價錢，就可以在家輕鬆且毫無負擔的學習，進而擺脫睡覺鼾聲如雷，讓您的另一半很滿意，重回雙人枕頭的甜蜜夜晚。

常見問答 Q & A

Q1 為何打鼾／睡眠呼吸中止的人口一年比一年多,而且發
生的年齡層一直下降?
主要是因為現代人越來越習慣張嘴呼吸,導致舌頭位置
的異常以及舌頭的肌肉力量衰退,並不是因為現代人的
構造與古人有何差異。

Q2 為何很多嚴重打鼾／睡眠呼吸中止者在白天清醒的時候
不會打鼾,但是躺下去睡覺不到三分鐘立刻鼾聲大作?
這是因為人清醒的時候,腦部會發出指令叫口咽部、舌
頭的肌肉收縮以對抗口咽部管腔內的負壓。當入睡後,
這個腦部指令就停止,如果張開口咽部管腔的肌肉力量
不夠,就會引發打呼。

Q3 為何喝醉酒的時候,睡覺鼾聲會更嚴重?
當喝醉酒的時候,全身肌肉的力量下降,舌頭、口咽部
的肌肉力量也下降,才會導致睡覺鼾聲更嚴重。

Q4　為什麼有些原本睡覺不會打鼾的人，在感冒鼻塞時也會發出鼾聲，等感冒痊癒不再鼻塞時，鼾聲又不見了呢？

這是因為感冒鼻塞時，很多人會很自然的張嘴呼吸，舌頭位置改變，連帶影響口咽部的管腔形狀及大小。

Q5　為何老年人打鼾發生率較年輕人高？男人又比女人更容易發出如雷鼾聲？

這是因為以舌頭肌肉力量而言，老年人的舌頭肌肉力量較年輕人差，女人的舌頭肌肉力量又較男人好。

Q6　為何睡覺發出如雷鼾聲者，早上起床時經常感覺口乾舌燥，甚至喉嚨疼痛？

主要原因是大部分睡覺打鼾者睡覺時都是張嘴呼吸，一整個晚上張嘴呼吸就容易讓人感覺口乾舌燥、甚至喉嚨疼痛。

Q7　為何嚴重打鼾／睡眠呼吸中止患者容易因為夜尿而打斷睡眠？

我們的尿液是血液在腎臟內轉換而成，醫學研究發現如果睡眠品質不良時，這個尿液的轉換生成速度會增加，

而引發夜尿。所以晚上會有夜尿干擾時，要先注意您是否睡覺時會有打鼾／睡眠呼吸中止的現象。

Q8 為何嚴重打鼾／睡眠呼吸中止者即使睡眠時間足夠，白天仍然會感覺精神不濟，很容易就會打瞌睡？

這是因為當嚴重打鼾／睡眠呼吸中止時，血氧濃度下降到一個程度，腦部會重新發出指令要口咽部、舌頭肌肉收縮重新呼吸來自救，因此很難達到深層熟睡的階段，而嚴重影響睡眠品質。

Q9 為何嚴重打鼾／睡眠呼吸中止者中風發生率比正常人要高很多？

現代醫學主要是從心血管、血壓變化來解釋為何睡眠呼吸中止患者中風發生率會提高。我從另一個角度來看，前面提過，睡眠呼吸中止患者習慣張嘴呼吸，一個晚上張嘴呼吸會較閉上嘴巴經鼻腔呼吸者多消耗好幾百 cc 的水分，晚上夜尿 3 ～ 5 次，又會多消耗掉好幾百 cc 的水分，加起來一個晚上至少要多消耗超過 600 ～ 1000cc 的水分，而這些被消耗掉的水分都是從血液而來，因此血液會變得很濃稠，濃稠的血液不就是中風發生的最主要原因嗎？

Q10 同樣是呼吸道的堵塞，為何呼吸道最上面的鼻腔堵塞
（鼻塞）、最下面的支氣管堵塞（氣喘）發出的聲音都
很小聲，唯獨中間的口咽部堵塞會發出如雷聲響？

這是因為鼻腔、支氣管的管腔是屬於骨頭的硬結構，而
口咽部則主要都是軟組織。軟組織才會因為吸氣時呼吸
道管腔內的負壓塌陷而引發白努力效應以及後續一步一
步塌陷的變化，造成空氣快速流動而引發快速震動，發
出惱人噪音。

Q11 同樣是呼吸道堵塞的問題，為何鼻塞手術的復發率不
高，打鼾／睡眠呼吸中止的復發率卻很高？

這是因為鼻腔的阻塞是起因於黏膜腫脹，而口咽部的管
腔阻塞則是因為負壓引起的塌陷。負壓引起的塌陷就好
像在沙漠的流沙地一樣，在流沙地挖了一個大洞，流沙
又會慢慢的將這個大洞慢慢填補起來。

Q12 為何鼻塞手術不一定能改善如雷鼾聲／睡眠呼吸中止？

即使鼻塞手術很成功的讓您改善鼻塞，然而如果睡覺時
您仍然習慣張嘴呼吸，這個鼻塞手術對於打鼾的治療也
是沒有任何幫助。如果鼻塞手術後您能夠閉上嘴巴經鼻
腔呼吸，那麼這個鼻塞手術對於睡覺打鼾的治療就有助益。

Q13 為什麼很多打鼾者接受手術治療後，剛開始明顯改善，睡覺安靜無聲，但是過了一段時間又再度鼾聲大作，但是手術部位卻不見明顯變化，這該如何解釋呢？

因為打鼾原本就不是結構異常而是功能異常，打鼾的發生是起因於口咽部的塌陷狹窄而不是起因於黏膜腫脹，如果您仍然繼續張嘴呼吸、舌頭也不在正確位置，睡覺打鼾／睡眠呼吸中止遲早還是會捲土重來。

Q14 按照書上建議的睡覺閉嘴以及練習止鼾運動，多久可以看到成效？

根據我們止鼾課程的經驗，如果原本打鼾不是很嚴重，大部分上課的學員反應，上課當天晚上就可感受到睡覺打鼾的改善，對於打鼾比較嚴重以及有睡眠呼吸中止者，經過一段時間的持續練習，都可觀察到睡覺打鼾的持續改善。

Q15 我怎麼知道按照書上建議的睡覺閉嘴，以及練習止鼾運動後是否有成效？

睡覺打鼾通常當事人都不知情，而是枕邊人受困擾與抱怨。所以睡覺打鼾是否有改善，枕邊人最清楚。若是單獨一個人睡覺，可以使用手機的錄音功能，睡覺前先模

擬睡覺打鼾的聲音並且錄下來，然後一整晚睡覺時都用手機錄音功能錄音，第二天早上起床後，再看看睡覺時有沒有類似打鼾的聲音。另外可以下載打鼾的 app，睡覺時開啟相關的 app，第二天再查看 app，即可知道睡覺打鼾是否有改善以及改善的程度。

Q16 止鼾運動的功效可以持續多久？

止鼾運動基本上是教導您如何強化口腔咽喉的肌肉力量、閉上嘴巴經鼻腔呼吸，所以只要您能持續主動強化相關的肌肉力量，就可以持續的預防睡覺打鼾的問題。

Q17 每天要花多少時間練習止鼾運動？

基本上每天晚上睡覺前花 10 分鐘，做 5 次的止鼾運動，確保舌頭已經回到它自然健康的位置即可改善睡覺打鼾的困擾。我通常會建議來上課的學員，在白天的時候，只要有空檔，就可以練習止鼾運動，盡量讓您習慣閉上嘴巴呼吸，而且舌頭擺放在正確的位置，當您能自然地閉上嘴巴，而且舌頭擺放在正確健康的位置，您晚上睡覺時才能輕易地閉上嘴巴，並且安靜無聲。

Q18 止鼾運動需要什麼裝備嗎？

止鼾運動主要是鍛鍊口腔咽喉的肌肉力量，不需要購買什麼昂貴的裝備，最重要的是記得按照醫師的教導，勤做止鼾運動，鍛鍊口腔咽喉的肌肉，讓舌頭能夠自然地擺放在正確的位置，嘴巴能自然的閉起來經鼻腔呼吸。

Q19 止鼾運動會不會很困難？我會不會學不來？

我們從醫學角度設計的止鼾運動非常簡單易學，通常只要一個鐘頭的練習就能學會，即使 70 多歲的學員，幾乎都可以很熟練地做好止鼾運動的 12 個動作。

Q20 晚上睡覺使用閉嘴膠布來確保嘴巴不會張開很有成效，但需要使用多久呢？

要使用閉嘴膠布多久才能不需要貼膠布睡覺，基本上沒有標準答案。有些人在很短的時間後就不需要了，有些人可能要好幾個月甚至好幾年，這完全看個人的努力，也就是第一：是否養成隨時閉上嘴巴經鼻腔呼吸的習慣；第二：嘴唇的肌肉力量是否足夠。

Q21 單純使用「舒眠膠布」將嘴巴封住,可以改善打鼾嗎?

單純使用閉嘴膠布將嘴巴閉上來睡覺,也有將近五到六成的改善機率。閉上嘴巴這個動作就有類似止鼾牙套的作用,也就是舌頭會往前移動。

Q22 睡覺側躺對打鼾會有改善嗎?左側躺較好或者右側躺較好呢?

根據研究統計,睡覺側躺對於打鼾的改善率將近六成,它的原理和舌頭因為重力下墜有關。至於左側躺好或是右側躺好,則視人而定,沒有標準答案。您可以請枕邊人注意觀察,或者到醫院接受睡眠檢查,通常完整的睡眠檢查報告會告訴您側躺對打鼾的改善程度及左側躺/右側躺的差別。

Q23 我已經使用陽壓呼吸器來治療睡覺打鼾/睡眠呼吸中止,止鼾運動對我還有幫助嗎?

即使您已經很習慣使用陽壓呼吸器,止鼾運動對您還是有很大的幫助,它會讓陽壓呼吸器的使用效果更好。因為如果睡覺時張嘴呼吸,從嘴巴進出的空氣量大小以及因為舌頭位置而影響的口咽部管腔大小對於機器打進呼

吸道的壓力仍有影響。即使您已經很習慣、也很仰賴陽壓呼吸器，如果您能確實閉上嘴巴呼吸、舌頭位置正確，您將發現使用陽壓呼吸器時會感覺更順暢舒適。

Q24 我兩個月前因為嚴重的睡覺打鼾／睡眠呼吸中止接受過大手術治療，目前情況良好，睡眠改善很多，我還需要練習止鼾運動嗎？

除非幫您手術的醫師敢保證您不會復發，雖然絕大部分的手術治療短期效果很好，但是長期的治療效果會隨著時間而遞減。我強烈建議您，在手術 1～2 個月傷口疼痛期過後，就可以開始練習止鼾運動以及確實閉上嘴巴睡覺，不要等到症狀復發才開始練習。

Q25 為什麼我使用好幾款膠布來貼住嘴巴，睡覺打鼾、口乾舌燥還是沒改善？

市面上的閉嘴膠布琳瑯滿目，甚至有些類似貼傷口的 OK 繃都號稱可以有效預防睡覺打鼾。有一個很簡單的方式可以測試這些閉嘴膠布是否有效，那就是貼上嘴巴後，您可以用力張嘴試試看，如果稍一輕輕用力張嘴膠布就脫落，就可以直接丟掉不要用了。如果到第二天醒來的

時候，膠布還黏貼在嘴巴上，而且嘴巴還是張不開，這才是有功效的閉嘴膠布，坦白說，包括在美國上市的很多的閉嘴膠布都達不到這個基本功能，這就是為什麼我們特別精心設計「Sanvic 舒眠膠布」的原因，保有高黏性的同時又對肌膚很溫和。

Q26 市面上很多止鼾頭套，都宣稱可以有效避免睡覺打呼，請問止鼾頭套與閉嘴膠布哪個比較好？

止鼾頭套的作用是將下巴往上拉讓嘴巴閉起來，達到閉上嘴巴呼吸的目的。只是目前絕大部分的頭套還不容易做到能夠輕鬆的閉上嘴巴這個功效，如果它的力量不強，戴上頭套後您還是很容易張開嘴巴，如果力量很強讓嘴巴閉上時，上下牙齒會咬緊，那麼又會讓人感覺不放鬆（睡覺時人是需要處於放鬆狀態，才會有好的睡眠品質。您知道嗎？人在放鬆狀態下，嘴唇要閉上經鼻腔呼吸，但是上、下排牙齒是分開而不是咬住的）。所以閉嘴膠布會是我建議的優先選項，只有少數使用閉嘴膠布會出現皮膚過敏者，我才會建議他們改用止鼾頭套。

止鼾課程及學員心得分享

2013 年底在加拿大完成菩提格醫師呼吸（Buteyko breathing）的講師訓練，同時也完成耗時兩年的止鼾運動研發，重新回台灣看診後，我也同時開設止鼾課程以及放鬆減量呼吸訓練課程。

這幾年來，我一方面持續研究世界各地與呼吸、打鼾相關的資訊外，也實際教導很多患者借助調整呼吸方式，以及止鼾運動來改善呼吸道問題（如鼻塞、鼻過敏、打鼾、氣喘等），且在自律神經失調（失眠、焦慮、恐慌、胃食道逆流、耳鳴等）方面也獲得很好的成效。藉著上課學員的回饋，除了教學相長讓我更加精進外，也讓我更加確信，我所研發推廣的 AirwayFit 放鬆減量呼吸（以菩提格呼吸為核心再融合現代耳鼻喉科、精神科、呼吸生理、禪坐數息等觀念），以及止鼾運動（融合耳鼻喉科、牙科口腔顏面肌肉功能，呼吸生理等觀念），對於解決問題的根本之大方向是正確的。這套呼吸訓練及止鼾課程完全是從基礎醫學的角度所研發而成的呼吸法，與

傳統氣功、瑜伽等的呼吸訓練完全不同，也是目前世界上千種呼吸訓練中極少數被醫學研究證實確實對於氣喘有卓越成效的呼吸法（瑜伽的呼吸尚未被承認有此功效）。

　　我深刻體會到對於一般民眾而言，不需要太多深奧的學理，能夠簡單、易學又有效的方法才是真理。因此除了在課堂上調整加強實際練習外，更於 2019 年初邀請蕭老師（原任職於醫學中心的資深呼吸治療師）加入，提供學員更進一步一對一的個別指導，也提供課後的團體練習（採視訊方式，讓全台各地學員皆可加入練習）。為了讓更多人能運用更輕鬆、無副作用的自然呼吸從根本擺脫睡覺打鼾／睡眠呼吸中止的困擾，我們特別將止鼾課程的內容完整的公開，您只需花費不到呼吸器 1% 的價錢，就可以在家輕鬆且毫無負擔的學習，進而擺脫睡覺鼾聲如雷，讓您的另一半很滿意，重回雙人枕頭的甜蜜夜晚。如果您看完本書並自我練習後，還有問題或希望更進一步研習 AirwayFit 放鬆減量呼吸訓練，歡迎參閱官網 airwayfit.com.tw（美、加地區請參閱官網 airwayfit.com）。

airwayfit.com.tw

airwayfit.com

止鼾課程學員心得分享

❶ 郭女士：既止鼾降低睡眠呼吸中止發生，又可預防失智風險

我今年 64 歲，身材矮小不胖（不屬於福福泰泰體型者）

昔日以為睡覺打鼾是男人的專利，因我常聽到枕邊人此起彼落的伴奏聲，持續一會兒也就停了。但直到今年有天老公告訴我，昨夜我打鼾了，斷斷續續時高時低，且發生的頻率有增多的趨勢，這才讓我驚覺原來打鼾並非男人的專利，女人也會打鼾，這讓我心靈受創，不敢向他人啟齒，只好上網查詢，得知曾醫師有教授止鼾的課程。蕭老師建議我先做居家睡眠檢測，茲將我和老公的報告說明如下：

	本人	老公	一般正常人
1.AHI* （睡眠窒息指數 - 呼吸中止）	15.6	1.5	< 5/h
2.RI* （呼吸紊亂指數）	18.9	4.1	< 5
3.ODI Lowest Saturation （最低含氧量）	81%	90%	90%~98%
4.Snoring events （打鼾次數）	1756(7h)	118(5h)	

上面的數據著實讓我和家人緊張，抱著嘗試的心情參加 109/04/29 曾醫師的止鼾課程，半信半疑的在睡前練習止鼾運動來強化嘴部及舌頭肌肉，再加上止鼾貼布將上下嘴唇貼牢，心想應該不會再打鼾了吧。隔天老公的答案依然「有」，好失望！

此時突然激發我不屈不撓的個性，將練習的次數增加 1 次，終於皇天不負苦心人，某天老公竟說我打鼾的聲量比以前小而且頻率變少，短短 1.5 月的時間，有此佳績，真是振奮人心啊！目前雖然仍不能完全脫離打鼾的惡名，但是我的睡眠品質卻大大的提升，白天在家不再是坐在椅子上打瞌睡，對於睡眠呼吸中止的恐懼也逐漸消失。

現在每晚老公在睡前會督促我練習止鼾運動，因我已步入初老階段，要預防老年失智症，經醫學研究「舌頭操」可刺激大腦和面部神經，從而減緩大腦萎縮和面部神經及肌肉的老化，進而達到預防老年失智的風險。所以勤做止鼾運動的 12 個動作，可說是一兼二顧呢！既可止鼾降低睡眠呼吸中止的情形，又可預防失智的風險。

❷ 林女士：讓人擔心的呼吸中止風險減少了

先生入睡後，經常鼾聲會中止，停了數秒後，又開始鼾

聲大作。我有時會搖他，也會有小擔心，靜候下一步鼾聲，深怕他不再呼吸。後來，先生也跟我說：「老婆妳知道妳也會打呼嗎？而且超大聲的。」

天啊！真糗，我這麼有氣質不可能會打呼吧？問題是我不知我會打呼啊？怎能承認呢？一直到有一次睡著時，我耳朵居然聽見自己的鼾聲，被自己的鼾聲嚇醒，才甘願認了。

老師在課堂中深入淺出的教導，不僅容易練習，而且改善的效果明顯。先生目前呼吸中止的現象，次數減少許多，鼾聲也變小。我呢？先生說我也好很多。偶爾，他跟我說最近又聽到我的鼾聲時，我就會增加練習次數。

❸ 楊先生：意外的長年不癒的耳塞也解決了

非常感恩，曾醫師指導的止鼾課程。在 108 年 5 月份上課時，其實是抱著好奇心來報名上課，除了打鼾改善外，很意外的竟然解決我多年的耳疾。原本多年來白天時右耳朵就是塞著很難受，之前跑過大小醫院診所，檢查耳朵聽力結構，醫生都說沒問題、非常好，就連顳顎關節牙科也看過，都說正常。就在偶然機會，被我發現台中世鴻耳喉鼻科曾醫師有教授止鼾秘方，我在台南馬上掛曾醫師的診，去給曾醫師看診，當天晚上剛好有上課，我就在台中早上看診完，一直待到晚上上課。

上課完，我非常有信心，照曾醫師所講耐心地勤加練習，過了三星期後，常年困擾我的耳塞問題竟然很意外的解決了。在此特別感謝世鴻耳鼻喉科診所曾醫師及同仁的付出愛心，讓患者不用吃藥，就可以痊癒的神奇止鼾運動，謝謝您們。

❹ 潘女士：止鼾運動解決了困擾十年的口乾舌燥及打鼾

一年多前，第一次看曾醫師的診時，曾醫師一眼就指出我多年口乾舌燥和睡覺時會打呼的毛病，起因於睡覺時會不知不覺張開嘴巴呼吸，而且白天時也會嘴巴沒有完全閉上呼吸所造成的。為了改善多年口乾舌燥和打鼾的毛病，開始上曾醫師的止鼾課程「今夜不打鼾，自然療癒之道」。

說實在的，「知易行難」，曾醫師教的止鼾動作不難，甚至可說「簡單」兩字。但要「每天做」，而且最好「每天做三次」，每次 10 分鐘的「強化嘴部，舌頭肌肉」運動，這就考驗我這個會偷懶的人了。所以一開始，並無明顯改善。直到後來陸續看到網路上、YouTube 上，醫生或名人、達人談到養生長壽、預防失智、耳聰目明……等醫學、養生資訊，內有舌頭運動，強化腦部神經的文章或影片，我才驚覺：「曾醫師這套止鼾運動若認真做，效果很廣呢。」所以這半年來，我開始每天早上醒來，午睡醒來，還躺在床上時，就把那 12 個動作

確確實實的每次做個 6 遍，才起床活動做其他事。

　　就這樣養成習慣，每天按表操課，努力做止鼾運動。不知不覺半年了，最近發現我在做止鼾運動時，口水變多了，嘴巴也變得有力，能隨時閉上嘴巴，用鼻子呼吸了。

　　啊太高興了！止鼾運動治癒了我困擾將近 10 年的口乾舌燥及打鼾的毛病！這就要大大感謝曾醫師了！感謝曾醫師用心研究出這套理論與運動，更感謝曾醫師的佛心與無私，努力推廣與用心教導，希望我們大家都健康。

❺ 陸女士：一人上課，全家受惠，還附帶臉部美容效果

　　回想自己能夠上到曾醫師的呼吸訓練和止鼾課程，改善了身體健康和家庭氣氛，真的是人生重要的機緣和福份。

　　現在先來分享止鼾課程中個人感受最深刻的實例：

　　①舌頭運動：

　　每天 10 分鐘持續動動舌頭，除了改善耳咽管的通暢，減緩中耳炎的症狀，還有意想不到的臉部提拉緊實效果，感覺自己臉部法令紋這幾年淡化許多，頗有去醫美微整型的效果。

　　②睡眠貼布的使用：

　　自從全家都一起使用睡眠貼布之後，我每天睡得更加安

穩，從之前需夜尿 3 ～ 4 次到現在幾乎可以一覺到天亮，還有最重要的身旁枕邊人，原本鼾聲如雷，連床板都會震動，現在貼了睡眠貼布之後，只聽到些微呼吸聲音，我再也不用戴著耳塞，還難以入眠，實在太感恩曾醫師神奇的貼布。以上兩點是止鼾課程帶給全家健康、和樂、幸福的親證，真是一人上課，全家受惠！

❻ 蔡女士：每天至少做 20 分鐘的口腔運動，全家人一起好眠

有次在家人聊天中，我提出爸爸睡覺時打鼾頻率越來越多也越大聲，孩子竟也回說媽媽你有時睡覺也會喔。我怎麼都沒感覺呢？剛好有止鼾課程開課，透過上課了解為什麼會打鼾和如何自我訓練口腔、舌頭運動來改善打鼾。上課後勤練習舌頭動一動，尤其是嘴巴 360 度轉圈，也隨時注意嘴巴的閉上。一個月後先生也跟著做舌頭口腔運動，一段時間後他的打鼾也改善了，很神奇，不用使用醫療儀器，只要你我自己每天至少撥出 20 分鐘做口腔運動就能改善打鼾。另外枕邊人也有更好的睡覺品質。

❼ 劉女士：止鼾＋呼吸訓練解決了開刀後喉嚨卡卡、口乾舌燥的問題

打鼾這個問題一直困擾我很久，大概 10 幾年前看了醫院的耳鼻喉科做了睡眠呼吸中止症的測試，測試結果是 30 左右，醫師說隨年紀增長打鼾會更嚴重，另一原因是怕影響到枕邊人，於是就動了懸壅垂切除的大手術。手術後的確 3 ～ 4 個月內打鼾聲變小了。再來呢？依然～～～鼾聲響起。

懸壅垂切除後喉嚨結痂感一直都在，進食也常嗆到，感覺很不舒服。還讓我痰液沒法吸收常常要去清喉嚨，感覺這個手術真的是白做了。有次耳朵痛來到診所找曾醫師檢查，聊起打鼾問題，曾醫師遞給我一張單子要我回家看看及上其部落格瞧瞧，看過後基於好奇及認同曾醫師的理念，就報名了止鼾課程姑且一試。

上完了止鼾課程，在家練習止鼾的一些動作，加強嘴巴肌力，沒多久就感覺到我的舌頭是頂在上顎的，就像氣功所說的舌頂上顎生津止渴。打鼾的惱人聲也越來越小，感覺改善很多。更常提醒自己隨時隨地要閉嘴巴。加上晚上睡覺貼上膠布，自此以後我不再口乾舌燥半夜找水喝，也不再半夜起床上廁所，最神奇的是可以一覺到天亮，即使睡眠時間不長，第二天也不會沒有精神，扎扎實實改善了睡眠品質。

OK！感覺受益良多，就再繼續參加減量紓壓呼吸訓練課程，找出我打鼾的真正問題在那裡。（朋友還笑我說：都呼吸50幾年了，還需要訓練如何呼吸嗎？）

參加呼吸訓練課程後，慢慢的感覺自己的呼吸是輕輕柔柔的，它讓我睡眠品質變更好，本來的鼻子過敏也通暢許多，嘴巴也隨時生津止渴，更讓我急躁的個性變緩慢了，頭痛也少了，胃食道逆流也改善了，更讓我鼾聲變小了，以前出外旅遊得吃安眠藥才能入睡，現在只要照著曾醫師的紓壓呼吸方法練習就可以很快入睡。

再則我把呼吸訓練的一些技巧融入生活當中（如爬山、步行、運動、睡覺、壓力來時的減壓……種種）。現在的我感覺是越來越好，也發現我的打鼾是呼吸過量所導致的，也一直在練習止鼾及紓壓減量呼吸，想要讓自己的身體及心理能更好。誠如曾醫師說的：「找出真正的問題點來解決，就會事半功倍。」

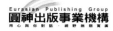 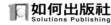

www.booklife.com.tw　　　　　　　　reader@mail.eurasian.com.tw

Happy Body　186

從此不打呼

耳鼻喉科醫師親傳，免開刀、免呼吸器自療祕笈大公開

作　　　者／曾鴻鉦
寫作協力／曾宇豪
插　　　畫／林筱殷
發 行 人／簡志忠
出 版 者／如何出版社有限公司
地　　　址／臺北市南京東路四段50號6樓之1
電　　　話／（02）2579-6600‧2579-8800‧2570-3939
傳　　　真／（02）2579-0338‧2577-3220‧2570-3636
總 編 輯／陳秋月
主　　　編／柳怡如
專案企畫／尉遲佩文
責任編輯／張雅慧
校　　　對／曾鴻鉦‧曾宇豪‧張雅慧‧柳怡如
美術編輯／林雅錚
行銷企畫／陳禹伶‧曾宜婷
印務統籌／劉鳳剛‧高榮祥
監　　　印／高榮祥
排　　　版／陳采淇
經 銷 商／叩應股份有限公司
郵撥帳號／18707239
法律顧問／圓神出版事業機構法律顧問　蕭雄淋律師
印　　　刷／龍岡數位文化股份有限公司
2021年2月　初版
2024年5月　10刷

定價 310 元　　　　　ISBN 978-986-136-566-4　　　　版權所有‧翻印必究